广东省护理学会专科护士培训推荐用书

泌尿外科护理系列

U0388512

泌尿外科临床护理

疑难病例多学科联合诊疗案例精析

成守珍　陈凌武◎主　　审

徐朝艳◎名誉主编

蓝　丽　何宇文　黄小萍　卢惠明　蒋凤莲◎主　　编

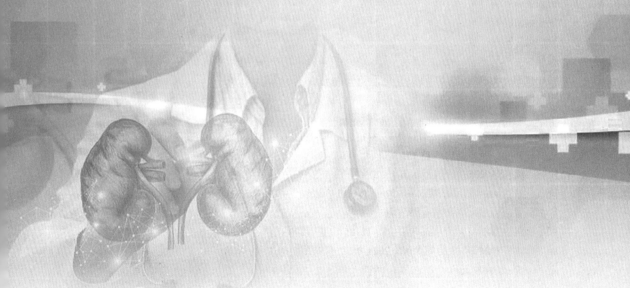

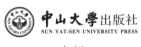

中山大学出版社
SUN YAT-SEN UNIVERSITY PRESS

·广州·

图书在版编目（CIP）数据

泌尿外科临床护理疑难病例多学科联合诊疗案例精析／蓝丽等主编. -- 广州：中山大学出版社，2024. 12. --（泌尿外科护理系列）. -- ISBN 978-7-306-08301-2

Ⅰ. R473. 6

中国国家版本馆 CIP 数据核字第 2024LN6511 号

出 版 人：王天琪
策划编辑：鲁佳慧
责任编辑：黎海燕
封面设计：曾　斌
责任校对：罗永梅
责任技编：靳晓虹
出版发行：中山大学出版社
电　　话：编辑部 020 - 84111996，84113349，84111997，84110779
　　　　　发行部 020 - 84111998，84111981，84111160
地　　址：广州市新港西路 135 号
邮　　编：510275　传　　真：020 - 84036565
网　　址：http://www.zsup.com.cn　E-mail：zdcbs@ mail. sysu. edu. cn
印 刷 者：佛山家联印刷有限公司
规　　格：787mm×1092mm　1/16　12.25 印张　299 千字
版次印次：2024 年 12 月第 1 版　2024 年 12 月第 1 次印刷
定　　价：58.00 元

本书编委会

主　　审：成守珍　陈凌武

名誉主编：徐朝艳

学术顾问：谢双怡　曾子健　吕嘉乐　左　翼　邱　玲

主　　编：蓝　丽　何宇文　黄小萍　卢惠明　蒋凤莲

副 主 编：郑　霞　张　莉　张巧珍　谢　明　熊亚琴　马啸吟

参编人员（按姓氏拼音字母排序）

蔡　嘉（中山大学附属第六医院）

陈凤玲（中山大学附属第六医院）

陈瑰婷（中山大学附属第六医院）

陈桂丽（中山大学附属第三医院）

陈　惠（广州医科大学附属第五医院）

陈金兰（广州医科大学附属第五医院）

陈　敏（广州医科大学附属第五医院）

陈舒娜（佛山市妇幼保健院）

陈小萍（中山大学肿瘤防治中心）

陈虞娟（粤北人民医院）

冯叶菡（广州医科大学附属第一医院）

高　康（中山大学附属第六医院）

何宇文（中山大学附属第一医院）（兼秘书）

胡凯惠（佛山市第一人民医院）

黄卫东（中山市中医院）

江小艳（广州医科大学附属第一医院）

蒋凤莲（广东省人民医院）

蒋学文（中山市中医院）

居星星（中山大学附属第一医院）

蓝　丽（中山大学附属第一医院）

李　炜（佛山市妇幼保健院）

李汶泽（中山市中医院）

李泳楠（中山大学附属第一医院）

李梓钰（广东省人民医院）

栗　霞（中山大学附属第六医院）

刘　萍（深圳大学总医院）

刘　双（广东省人民医院）

刘珠华（广州医科大学附属第五医院）

卢惠明（中山大学肿瘤防治中心）

罗　巧（中山市中医院）

马啸吟（广州医科大学附属第一医院）

孟　丽（中山大学附属第六医院）

彭　苗（广州医科大学附属第二医院）

丘丽娟（佛山市妇幼保健院）

司徒芬（佛山市妇幼保健院）

苏金英（中山市中医院）

苏颖仪（佛山市第一人民医院）

汪慧丹（广州医科大学附属第五医院）

王　滨（深圳大学总医院）

韦慧玲（佛山市妇幼保健院）

吴倩倩（中山大学附属第一医院）

吴苑玲（广东省人民医院）

谢　明（湖南医药学院总医院）

熊亚琴（中山市中医院）

颜　琴（南部战区总医院）

颜书亚（南部战区总医院）

杨　帅（中山大学附属第三医院）

叶　靖（佛山市妇幼保健院）

于　芮（广东省人民医院）

俞　丹（广州医科大学附属第二医院）

曾以林（广东省人民医院）

张惠芬（南部战区总医院）

张建华（佛山市第一人民医院）

张　莉（佛山市妇幼保健院）

张巧珍（广州医科大学附属第二医院）

张苏迎（广州医科大学附属第一医院）

赵　带（中山大学附属第六医院）

周燕芬（佛山市妇幼保健院）

朱　翠（广东省人民医院）

左　娇（中山市中医院）

序

随着国家"十四五"规划的不断推进,"提升医护人员培养的质量与规模,加强创新型、应用型、技能型人才培养,充分发挥人才第一资源的作用"成为临床专业人才培养的重要导向。

一直以来,广东省护理学会号召全省护理工作者立足临床,践行"以患者为中心"的优质护理模式,以夯实"三基"为重点,以提升专科护理为突破口,通过现场技能训练、临床案例分析、危重患者护理查房等形式,加强对护士实际能力的培养,从而更安全、有效、及时地解决患者的临床护理问题,促进患者康复。

近10年,泌尿外科专科护理的发展随着医疗技术水平的飞速前进以及快速康复理念的深入实践,面临着巨大的挑战。临床收治的疑难、复杂、危重、罕见的病例越来越多,加之新技术的开展与应用,推动了疑难病例多学科联合诊疗模式的诞生和常态化应用。

我们很欣慰地看到,广东省护理学会泌尿外科护理专业委员会组织全省泌尿外科护理同仁,收集和筛选近3年来各亚专科疑难、复杂、危重、罕见疾病的护理多学科联合诊疗的经典案例进行梳理,编写出实用性、规范性、可参考性较强的《泌尿外科临床护理疑难病例多学科联合诊疗案例精析》。我相信,该书对全省泌尿外科护理多学科联合诊疗模式的推广应用和经验借鉴能起到积极的作用。

第 48 届南丁格尔奖章获得者、广东省护理学会理事长
2024 年 2 月 1 日

前　言

　　《泌尿外科临床护理疑难病例多学科联合诊疗案例精析》是广东省护理学会"泌尿外科护理系列"图书之一，与《泌尿外科专科护士规范化培训教程》《泌尿外科护理核心技术规程与管理规范》组成对泌尿外科护理人才培养、护理核心技术规范、临床护理实践三个体现专科护理发展的主要层面的总结。

　　这部专著收集近3年广东省各医院泌尿外科临床护理疑难、复杂、危重、罕见多学科联合诊疗案例，筛选出17个涵盖泌尿系肿瘤、梗阻、结石、尿失禁、男科、妊娠期泌尿系疾病等合并多专科护理问题范畴的案例，用案例结合专家点评的形式精析护理多学科联合诊疗的临床组织与实践，为临床专科护理工作提供参考。

　　值得一提的是，目前，疑难病例护理多学科联合诊疗模式的开展仍处于摸索阶段，这些真实案例是护理多学科联合诊疗实践后整个过程的复盘。每个案例均有其特色之处，但也存在值得反思和探讨的地方，为同行留下更多评判性空间去思索。

　　本书从构思到顺利出版，得到广东省护理学会、中华医学会男科学分会、广东省医学会泌尿外科学分会、广东省医学会男科学分会、广东省医师协会泌尿外科医师分会、中山大学附属第一医院各级领导的大力推动、支持与指导。同时，得到亚洲泌尿护理学会、香港泌尿护理学会、广东省护理学会泌尿外科护理专业委员会的许多专家的鼎力支持与配合，尤其是得到第48届南丁格尔奖章获得者、广东省护理学会理事长成守珍，广东省医学会泌尿外科学分会候任主任委员陈凌武教授，中山大学附属第一医院护理部徐朝艳博士的亲自推动与指导，以及谢双怡老师、曾子健教授、吕嘉乐教授、程茹老师、宋真老师、李欣老师、陈雪花老师等国内知名泌尿外科护理专家的亲笔修正，在此表示诚挚的感谢！

　　由于时间仓促，以及编者经验、水平有限，不足之处恳请各位读者、专家提出宝贵意见，我们将不断修订和完善。

2024 年 2 月 1 日

目　录

第一编 护理多学科联合诊疗概略

第一章
多学科联合诊疗的定义

一、多学科联合诊疗的定义

多学科联合诊疗（multi-disciplinary treatment，MDT）指来自 2 个或 2 个以上不同学科的医学专业人员，围绕医学相关问题，提供专业意见及医疗服务，共同制订针对性、个性化和规范化的方案。相较于传统医学模式，MDT 模式具有误诊率低、诊断确切、治疗方案精准、缩短患者诊疗时间、改善就医体验、提高患者满意度、整合医疗资源和实现资源共享等优势。在医学领域，MDT 模式是一种制度，时间固定、地点固定，参与人员也较稳定，多学科协作诊疗，各方意见都要综合考虑。

二、护理多学科联合诊疗模式的定义

护理 MDT 模式的建立，是基于诊疗技术推动护理专科化发展，护理人员越来越多地加入 MDT 团队，对患者的康复起到积极促进的作用而逐渐形成。在临床护理工作中，对于危重、疑难、复杂、罕见等特殊的护理病例，以护理为主导，尤其是以专科护士或者护理专家为主导，以集中讨论的形式，围绕患者的主要护理问题组织相关专科人员进行 MDT。在讨论中，着重于护理问题的难点和矛盾点，各专科一起制订最适合患者的个性化、精准的具体护理措施。护理危重、疑难、复杂、罕见病例时组织 MDT 的时机要求并不相同，如危重病例的 MDT 要求在最短的时限内组织实施。

第二章

多学科联合诊疗的发展史

一、国外多学科联合诊疗的发展

早在 18 世纪初，欧洲大陆的医生们就开始通过尸体解剖及临床尸检讨论（clinical autopsy conference）系统地探索疾病的起因。19 世纪中叶，显微镜的发明及随之形成的临床病理讨论（clinical pathological conference）在细胞学循证医学的基础上加强了病理医生、内科医生和外科医生的互动，极大地推动了临床多学科协作。史料表明，MDT 开展的雏形是 1941 年出现的肿瘤病例讨论会（tumor board conference），即医生对自己所诊疗的肿瘤病例进行分享交流，为同行提供临床经验与教训。1965 年，美国加利福尼亚儿童发展中心认为，专科医生向患者提供单向服务的传统医学工作模式需要转变为以患者为中心的 MDT 模式。20 世纪 90 年代以后，针对恶性肿瘤的 MDT 团队开始在西方医学中出现。1995 年，英国政府明确指出了传统专科肿瘤诊疗的不足，并将 MDT 作为关键的改革措施。1996 年，英国在改善乳腺癌预后指南中列出了 MDT，在之后出现的癌症指南中，MDT 被视为诊疗恶性肿瘤过程中的重要环节。2007 年，英国出台了关于肿瘤 MDT 的法律文件，确立了 MDT 在肿瘤诊疗中的法律地位。

总体而言，MDT 起源于欧美西方国家。国外对于医学 MDT 的研究起步较早，虽然研究的区域分布较不均衡，但各国家间合作较为密切，形成多个中心合作群，并以大学跨校合作为主，基本形成稳定的学术合作团体。医学领域 MDT 模式不仅限于服务临床患者，还拓展到医学教育、初级保健、公共卫生及临床技术等方向，形成多链条式的协作模式，推动医学进步。

二、国内多学科联合诊疗的发展

20 世纪 80 年代初，国内首次提出了整体医疗，将 MDT 最先用于肿瘤的诊疗。1981 年，四川医学院附属医院（现四川大学华西医院）在国内率先建立了结直肠肿瘤 MDT，目前已建成国内最大的结直肠癌多学科综合治疗研究基地。2009 年起，上海市试点开展了 MDT 的探索工作。2010 年，卫生部医政司认同将 MDT 应用于结直肠癌的诊疗活动，并将 MDT 作为肿瘤规范化治疗的基础。2016 年，国家卫生和计划生育委员会办公厅、国家中医药管理局办公室发布的《关于加强肿瘤规范化培训诊疗管理工作的通知》提出"单病种、多学科"诊疗模式，随后国家卫生和计划生育委员会于同年 10 月颁布

《医疗质量管理办法》，将推行"以患者为中心、以疾病为链条"的多学科诊疗模式作为医疗质量持续改进的手段之一。2017 年 12 月，国家卫生和计划生育委员会、国家中医药管理局发布的《进一步改善医疗服务行动计划（2018—2020 年）》将以患者为中心、推广多学科诊疗模式作为创新医疗服务模式，以满足医疗服务新需求的第一项重点任务。2018 年 8 月，国家卫生和计划生育委员会发布的《肿瘤多学科诊疗试点工作方案（2018—2020 年）》制定 MDT 标准化操作流程，进一步明确了 MDT 的开展内容、实施步骤和预期目标。这些政策的出台对在全国范围内开展多学科诊疗试点工作具有良好的推广和指导意义。

目前，国内 MDT 模式在结直肠、乳腺、胆道、前列腺、膀胱等的恶性肿瘤诊疗，代谢外科诊疗，呼吸内科诊疗，脑外科诊疗，多重耐药菌防治等领域被广泛应用，部分已经形成专家共识和指南。

虽然我国 MDT 的开展仍处于摸索阶段，对于制定筛选标准、政策制度，规范收费标准，加强宣传教育等仍存在一些问题，但只要正视问题，针对性提出合理化建议并持续践行，就有助于我国更加科学有效地开展 MDT。

三、护理多学科联合诊疗模式的发展

1989 年，瑞士学者 Pentland 在规划社区康复服务的发展时，提出构建多学科康复团队的概念，目的是为出院患者提供康复服务；2007 年，美国学者研究证实，以护士为主导开展的危重患者早期活动安全、可行；2009 年，由护士、物理治疗师、职业治疗师和呼吸治疗师组建的多学科团队，辅助重症监护室（intensive care unit，ICU）机械通气患者实施床边和下床早期活动被美国学者证明是安全、有效的；2014 年，美国学者提出 MDT 模式是开展 ICU 患者早期活动的持续质量改进措施，有助于解决早期活动实施率低的问题。在国内，2013 年，天津首次多学科肿瘤护理联合会诊开诊，即以主治医师、静脉治疗专科护士为基础，血管外科医师、放射科医师、介入治疗科医师、药剂师、B 超科医师等 MDT 团队共同参与制订患者的个性化诊疗护理措施。

近年来，随着专科护理的飞速发展，临床越来越重视和加速专科护士的培养，以专科护士为主导的护理实践活动逐渐成为临床工作的主要模式。顺应快速康复理念的推广，护理在患者的康复中起到了举足轻重的作用，也在无形中推动了护理 MDT 的发展。目前，国内医院护理 MDT 模式，大致可以分成 3 种类型：专业型护理 MDT、护理主导型 MDT、护理参与型 MDT。但并不是所有患者都需要护理 MDT 模式，它也有限制因素：一是 MDT 会议涉及财务成本问题，二是可能导致疗护决策过程延长，三是缺乏时间、人力及病例数量，四是 MDT 会议后资料整理及病例反馈的用时及耗力太多。因而，评估患者是否符合开展 MDT 的条件至关重要。危重、疑难、复杂、罕见等特殊病例中，患者合并一种或者多种严重、复杂的护理问题，涉及身体、心理、营养、活动等综合因素的影响，这类患者成为开展护理 MDT 模式的主要对象。

目前，国内护理 MDT 模式处于摸索阶段，尚缺乏统一的实施标准和规范。会诊人员资质的高低，主要取决于专科护士或者护理专家资质的高低。因此，加强专科护士的培养，建立标准的护理 MDT 管理制度，完善相关法律与伦理规范，是目前国内护理 MDT 模式发展的重要趋势。

（蓝丽　郑霞）

参考文献

［1］安冉，李少杰，尹永田. 基于多学科交叉的护理学教研团队组建的现状及发展趋势［J］. 护理研究，2022，36（1）：93－95.

［2］陈莹，刘静，周林荣，等. 以专科护士为主导的 MDT 护理模式在临床实践中的价值探究［J］. 安徽医专学报，2022，21（6）：72－74.

［3］景婧，齐敏，王惠芬. 护理人员参与 MDT 的身份与角色的研究进展［J］. 中华结直肠疾病电子杂志，2016，5（5）：452－456.

［4］骆万婷，王雅婷，钱丹丹. 欧美国家多学科团队培训对我国儿科发展的启示［J］. 医学教育研究与实践，2018，26（3）：478－481.

［5］印荷杨，赵俊. 医院多学科团队研究［J］. 南京医科大学学报（社会科学版），2019，95（6）：476－479.

［6］于玲玲，耿兰，赵梅. 2002—2022 年国内外医学领域多学科协作研究热点的可视化分析［J］. 护士进修杂志，2023，38（8）：751－756.

［7］王雪琴，吕颖，张川林，等. ICU 病人早期活动多学科团队协作策略的研究进展［J］. 护理研究，2023，37（16）：2934－2938.

［8］赵兴扬，李芮. 多学科团队协作护理会诊模式在 PICC 护理中的实践［J］. 护理进修杂志，2017，32（12）：1098－1099.

［9］中国研究型医院学会精准医学与肿瘤 MDT 专业委员会. 中国胆道肿瘤多学科综合治疗专家共识［J］. 肿瘤综合治疗电子杂志，2023，9（3）：57－68.

［10］MATHOULIN-PELISSIER S, CHEVREAU C, BELLERA C, et al. Adherence to consensusbased diagnosis and treatment guidelines in adult soft-tissue sarcoma patients：a French prospective population-based study［J］. Annals of oncology，2014，25（1）：225－231.

［11］ONG K Y, CHEEN M H H, CHNG J S G, et al. Effectiveness of a multidisciplinary home-based medication review program in reducing healthcare utilization among older adult Singaporeans［J］. Geriatrics & gerontology international，2017，17（2）：302－307.

第三章

护理多学科联合诊疗的管理制度和流程

护理多学科联合诊疗（MDT）的管理制度和流程旨在通过跨专业团队合作，为改善患者病情展开一系列护理工作，确保患者从多个角度得到全面、连续、整体且个体化的专业护理服务。

护理 MDT 的核心导向是以患者疾病的诊疗为需求，并将疾病诊断与治疗的全过程衔接，可以弥补单一学科诊疗的不足，为患者制订更专业、规范、科学的诊疗及护理方案。

一、护理多学科联合诊疗的形式

（1）以解决临床实际护理问题为目的的床边护理 MDT。

（2）以解决患者治疗需求为导向的医、护、药、技 MDT。

（3）以提升肿瘤护理整体水平为目的的经典案例教学 MDT。

（4）2 个以上的不同护理学科，组成固定工作组，针对某些疾病的护理进行定期、定时、定址的护理讨论，提出严密的护理方案。

（5）护理 MDT 讨论会可采用多样化协作形式，包括线下、远程、视频、微信等。

二、护理多学科联合诊疗团队的组建与角色分工

护理 MDT 团队由来自不同护理专业的人员组成，每个成员在团队中承担特定的角色，根据其专业知识参与病例讨论，制订护理方案，并负责执行或监督相关护理措施。

护理 MDT 模式的开展，首先，要有医院管理部门的大力支持；其次，要有完备的运行管理制度、诊疗流程；再次，要有充足的人力、财力以及良好的专用设施设备；最后，要有优秀的协调员、拥有高职称和丰富经验的专家团队成员、称职的团队秘书等。

（一）护理 MDT 团队成员及职责

（1）护理部专科护理发展委员会主任：主持护理 MDT，阐述会诊目的、意义，点评、总结本次 MDT 护理质量。

（2）护理 MDT 会议主席（病区护士长）：负责组织会诊。努力确保会议的应到人员参会，必要时进行沟通协调，确保相关成员能参与讨论和发言，讨论的内容集中并且有相关性，营建良好的交流和专业讨论气氛。

（3）专家成员：围绕患者病情，为改善患者护理结局，给出最有利于康复的专业意见、建议。

（4）秘书（病区专科护士/责任护士）：整合专家成员讨论后的会诊意见，制订最终的护理方案，将会诊主要意见和措施记录在护理文书上（护理交班，护理计划等）并落实执行，追踪效果和反馈。

（5）随访员：整理与保存病历资料、专家会诊资料以及一些会诊照片资料，并备份于护理部。

（二）护理 MDT 专家库人员准入标准

（1）各护理专科护士长、专科护士、专科护理小组组长及专科护理小组核心成员。

（2）具备完成专科护士岗位职责的能力。

（3）具备主管护师及以上专业技术职称。护理专业本科学历者，至少在相应专科从事护理工作 5 年；护理专业研究生学历者，至少在相应专科从事护理工作 3 年，职称条件可放宽。

（4）熟练掌握本专科理论、知识、技能，将知识融会贯通于实践中。

（5）有丰富的临床护理经验，能循证解决本专科复杂、疑难护理问题，有指导专业护士有效开展专科护理的能力。

（6）有组织和指导临床、教学、科研的能力，是本专科学术骨干。

（7）及时跟踪并掌握国内外本专科新理论、新技术，进行学术交流。

三、护理多学科联合诊疗会议的组织及流程

（一）沟通与决策

（1）设定固定的会议时间，确保团队成员能够按时参加。确定会议议程，病区专科护士或责任护士提前准备病历资料，包括病史、检查结果、影像资料等。

病区组长、专科护士或责任护士根据患者需求提出申请，病区护士长审核，符合护理 MDT 条件的，在信息系统上提交护理专科会诊申请，说明会诊的时间、地点并在专家库里选取所有必要的专业的护理专家，经护理部审批通过后，向专家发出邀请信息，组建该病例护理 MDT 团队。

病区专科护士或责任护士提前将病历资料及本次护理 MDT 的目的和明确提出的需各专科解决的护理问题，提前送达各专家。可能者，准备好汇报 PPT。受邀专家在会议前，按需到床边进行专科评估，对患者病情进行了解和判断，病区专科护士或责任护士全程陪同。受邀专家根据评估结果将患者需本专科解决的护理问题，提前做好最佳证据和实践经验的准备。

（2）所有受邀专家按时到指定地点参与会议。会议上，首先由病区专科护士或责任护士汇报病历、各检查指标，提出目前存在的护理问题、护理诊断，并明确提出本次护理 MDT 的目的和需各专科解决的问题。各受邀专家发表意见，采用结构化的方式进行交流，确保所有成员均有机会表达观点和提出建议，共同决策患者的护理计划及康复策略。

对于复杂或争议性问题，遵循科学证据和临床经验、患者意愿、医生意见做出集体决策。决策后病区专科护士或责任护士形成书面记录，详细记录会诊经过，以及护理计划、责任分配、随访安排等。

（二）执行与反馈

1）根据护理 MDT 会议决定的方案，病区责任护士和其他团队成员按照各自职责执行护理计划。

2）监测并记录患者的病情变化和护理效果，及时向护理 MDT 团队反馈，必要时调整护理方案。

3）定期复查护理 MDT 决策的执行情况，评估护理效果和患者满意度。

4）质量控制与持续改进。

（1）建立评价机制，对护理 MDT 的工作流程和服务质量进行定期审查和评估。

（2）根据实际操作中的经验和反馈不断优化管理制度和流程。

（3）护理 MDT 应体现动态管理过程：护理问题—专科评估—专科问题—综合解决方案—效果评价—再改进—再评价—护理结局。根据临床证据和伦理学依据 2 个标准进行临床决策。

不同医院的护理 MDT 的管理制度和流程可能会根据医院实际情况、科室特点以及政策要求有所不同，但上述两点是大多数护理 MDT 模式通用的基础组成部分。

四、护理多学科联合诊疗的质量评价

对一个护理 MDT 案例进行质量评价，包括评价护理效果、影响力、内部满意度（医务人员满意度）、外部满意度（患者满意度），通常需要综合考虑以下几个关键方面。

（一）团队组建与协作

（1）确认护理 MDT 团队成员是否涵盖了所有必要的专业领域。

（2）评估团队内部沟通的有效性，包括信息共享、意见交流和决策过程是否充分且均衡。

（3）检查是否有清晰的角色定义，每位成员是否在案例处理过程中发挥了应有的作用。

（二）病例准备与讨论

（1）查看提供的病历资料是否完整、准确，病例资料包括患者基本信息、护理问题诊断依据、病情进展、治疗经过及当前的护理问题等。

（2）评估护理 MDT 会议的组织是否规范，如病历资料是否提前送达各专家、讨论的议题是否明确、时间安排是否合理等。

（3）分析讨论过程中是否充分考虑了患者的全面需求（医疗需求、护理需求、心理需求、社会需求等）。

（三）决策制订与执行

（1）评判护理 MDT 所制订的护理计划是否基于最佳证据、临床指南以及患者的具体情况。

（2）考察护理方案的实施细节，是否具有可行性、可操作性和个体化特点。

（3）验证决策执行过程中的监督机制，包括对护理措施落实情况的追踪记录、调整改进的及时性。

（四）效果评估与反馈

（1）通过比较实施护理干预前后患者状态的变化，评估护理效果是否达到预期目标。

（2）查阅相关数据记录，了解患者满意度、并发症发生率、康复进程等指标的变化情况。

（3）审核团队对于执行结果的反馈与分析，考察团队能否从实际经验中学习并持续优化护理策略。

（五）循证实践与持续改进

（1）核实案例中是否体现了循证护理的原则，即是否遵循最新的研究成果和实践经验。

（2）确定团队是否定期进行质量回顾分析与改进机制建立，针对案例中存在的问题提出解决措施，并确保后续工作的改进。

综上所述，通过对护理 MDT 案例进行上述多维度的质量评价，可以有效衡量护理 MDT 在提高护理质量和患者结局方面的成效，并为未来的护理实践提供宝贵的经验。

目前，我国护理 MDT 模式还处在探索过程中，在护理学科作为一级学科的背景下，护理人员在跨学科协作中可以发挥自身专业特色和职业特点，促进多学科更好地合作与发展；针对患者不同健康问题和康复需求，发挥自身角色特点和主动性，主导和参与不同形式的多学科合作模式，协调各学科资源，促使患者达到最佳康复结局。

（卢惠明　蒋凤莲）

参考文献

[1] 张秀君，郭莉，王建荣，等. 护理 MDT 在肿瘤患者治疗中的应用与效果 [J]. 中华现代护理杂志，2019，25（17）：2308－2311.

[2] 吴茜，孙晓，宋瑞梅，等. 美国多学科协作模式管理与启示 [J]. 中国护理管理，2018，18（8）：1017－1020.

[3] 马欣妍，严哲，孟凡龙. 多学科联合诊疗的多元化管理平台建设探索 [J]. 中国数字医学，2022，17（11）：99－102.

[4] 中华国际医学交流基金会 PMDT 专业委员会. 多学科疼痛管理组织构建的专家共识 [J]. 临床麻醉学杂志，2017，33（1）：84－87.

[5] 陈茜，胡露红，孙玲，等. 多学科协作背景下乳腺癌化疗外周神经毒性症状护理方案的构建与应用 [J]. 护理学报，2023，30（8）：34－38.

[6] 黄莉. 多学科诊疗（MDT）模式评价指标体系构建及应用 [D]. 泸州：西南医科大学，2022.

[7] 杨亚，梁晨，陈桢，等. 国内外多学科诊疗模式研究进展分析 [J]. 中国卫生质量管理，2021，28（2）：16－19.

[8] 和霞，林梅，杨清，等. 多学科协作诊疗模式下专科护士参与策略的研究进展 [J]. 中华急危重症护理杂志，2020，1（6）：549－553.

第二编 护理多学科联合诊疗临床案例

—— 案例一 ——

1 例产褥期腹膜后巨大肿瘤合并先天性心脏病患者的护理

一、引言

软组织肉瘤（soft tissue sarcoma，STS）是一组来源于黏液、纤维、脂肪、平滑肌、滑膜、横纹肌、间皮、血管和淋巴管等结缔组织的恶性肿瘤。腹膜后软组织肉瘤（retroperitoneal sarcoma，RPS）占所有 STS 的 10% ～ 15%。从解剖部位及来源来说，RPS 是指原发于腹膜后间隙的肿瘤；从组织学类型来看，成人 RPS 最常见的类型为脂肪肉瘤和平滑肌肉瘤。本案例的先天性心脏病的产褥期患者，在妊娠期发现腹膜后巨大肿瘤，在液体管理、呼吸循环系统管理、营养管理等方面给护理带来非常大的难度。

二、案例资料

（一）病史资料

本案例病史资料见表 2 - 1 - 1。

表 2 - 1 - 1 病史资料

项目	内容		
诊断	左腹膜后肿瘤		
入院日期	2021 年 11 月 23 日		
一般情况	姓名：陈某	性别：女	年龄：41 岁
	职业：自由职业	学历：小学	宗教信仰：无
	身高：158 cm	体重：50 kg	BMI*：20. 03 kg/m²

续表 2 - 1 - 1

项目	内容
现病史	1 个月个余前（孕 7 个月余）无明显诱因出现左腰痛，伴下腹痛，程度较剧烈，伴呕吐 1 次，排尿后可稍缓解。于左下腹可触及一包块，无红肿、压痛，无腹胀，无尿频、尿急、肉眼血尿，无里急后重。患者精神较差、睡眠较差，胃纳差。诉产后至今阴道持续有少量流血，色暗红，无异味
既往史	自诉患有肺动脉瓣狭窄（重度）并关闭不全（中度），未予处理，体力活动可，休息时无自觉症状。1 个月前因"胎儿窘迫"行"胎臀牵引"术，婴儿夭折
个人史	孕产史 G4P4A0 **，无抽烟、饮酒，无药物依赖，无过敏史
专科评估	视诊：腹部左侧膨隆，未见胃肠型及蠕动波，未见腹壁静脉曲张。 触诊：腹肌稍紧张，左腹壁可触及约 7 cm×6 cm 实性肿块，表皮皮肤无红肿破溃，伴压痛，无搏动，与周围器官关系不清。 叩诊：无移动性浊音，双肾区无叩击痛，膀胱无叩痛；左输尿管行程中上段有压痛及反跳痛

* ：BMI，body mass index，体重指数。

* * ：G 代表怀孕次数，P 代表生产次数，A 代表流产次数。

（二）检查结果

1. 影像学及其他检查结果

2021 年 10 月 22 日妇科 B 超：子宫左上实性肿块，未排除后腹膜来源肿瘤。

2021 年 10 月 25 日全腹磁共振成像（magnetic resonance imaging，MRI）+ 平扫：①左肾前内下方肿块，大小约 77 mm×65 mm×59 mm，左肾静脉受压前移，考虑腹膜后肿瘤，伴左肾轻度积水。②肝 S8（右前叶上段）小囊肿。③宫内妊娠。

2021 年 10 月 25 日超声心动图：肺动脉瓣狭窄（重度）并关闭不全（中度），三尖瓣关闭不全（重度）。

2021 年 10 月 26 日心电图：①窦性心律。②右心房扩大，右心室肥大。③完全性右束支传导阻滞。

2021 年 10 月 26 日双肾输尿管膀胱 + 肝胆胰脾彩色多普勒超声检查（简称彩超）：①左肾肾门处肿物 6.2 cm×5.9 cm，考虑腹膜后来源。②左肾积液。③双侧肾动脉频谱异常。

2. 主要阳性实验室检查结果

护理多学科会诊前患者主要阳性实验室检查结果如图 2 - 1 - 1 至图 2 - 1 - 8 所示。

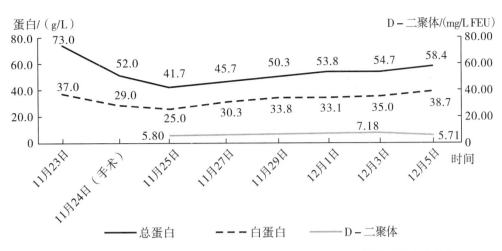

图 2 - 1 - 1 患者住院期间血清总蛋白、白蛋白、血浆 D - 二聚体水平变化趋势

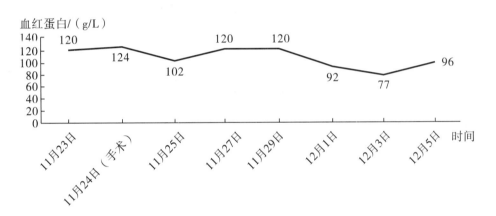

图 2 - 1 - 2 患者住院期间血红蛋白水平变化趋势

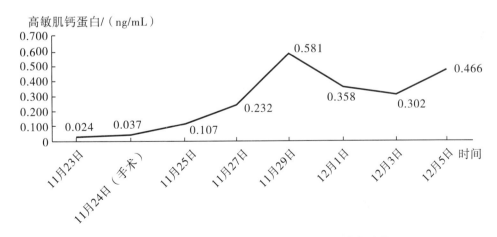

图 2 - 1 - 3 患者住院期间高敏肌钙蛋白水平变化趋势

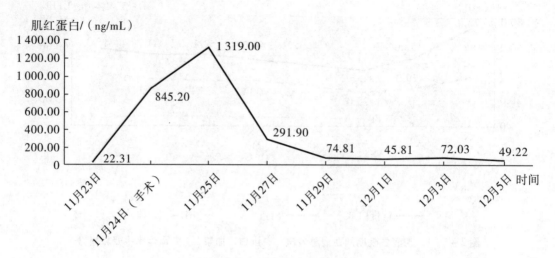

图 2 - 1 - 4　患者住院期间肌红蛋白水平变化趋势

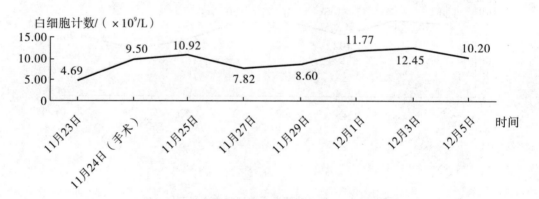

图 2 - 1 - 5　患者住院期间血白细胞计数变化趋势

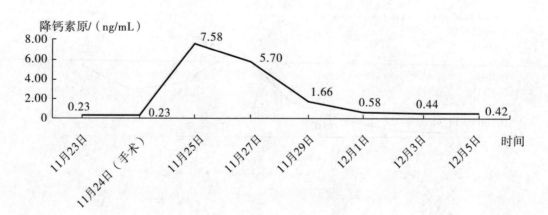

图 2 - 1 - 6　患者住院期间血清降钙素原水平变化趋势

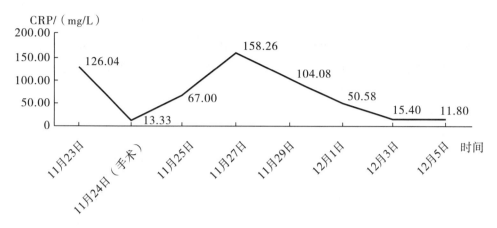

图 2 - 1 - 7 患者住院期间血清超敏 C 反应蛋白（C-reactive protein，CRP）水平变化趋势

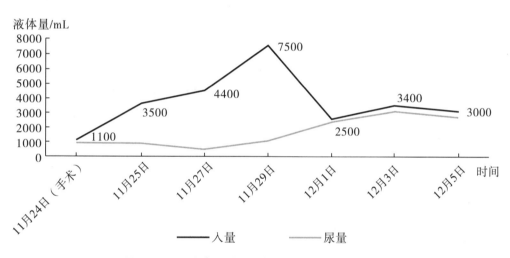

图 2 - 1 - 8 患者住院期间每天入量与尿量变化趋势

（三）治疗过程

1. 产科治疗过程

患者因停经 7 个月余，腰部疼痛 21 天，发现腹部包块 9 天，于 2021 年 10 月 22 日入住我院产科，行全腹 MRI + 平扫提示：左肾前内下方肿块，大小约 77 mm × 65 mm × 59 mm，左肾静脉受压前移，考虑腹膜后肿瘤，伴左肾轻度积水。

2021 年 10 月 27 日组织多学科会诊（内分泌科、心内科、普外科、泌尿外科、影像科、血管外科、麻醉科、肿瘤科、产科），会诊意见：腹膜后肿块性质待定，须完善内分泌相关检查，排除腹膜后副神经节肿瘤；肿块有手术指征，为限期手术，建议分娩后及时到泌尿外科或普外科就诊，手术切除肿瘤。

2021 年 10 月 30 日，患者因"胎儿窘迫"于我院行"胎臀牵引"术，婴儿夭折。

2. 泌尿外科治疗过程

2021 年 11 月 23 日，患者收入我院泌尿外科拟行"腹膜后肿瘤"手术治疗。

2021 年 11 月 24 日，患者诉左腹部、左腰部疼痛加剧，计算机体层成像（computed tomograph，CT）提示：肿瘤可疑局部破裂。予急诊行"左肾切除，左腹膜后肿瘤切除，腹主动脉旁淋巴结清扫，十二指肠、空肠曲根治性切除，十二指肠降段、空肠侧侧吻合，肠粘连松解术"。手术时长 7 小时 25 分钟，术中出血量为 1200 mL，术中输注红细胞悬液 7.5 U、新鲜冰冻血浆 400 mL，术后转 ICU 监护。术后病理结果显示：腹膜后平滑肌肉瘤。

3. ICU 治疗过程

患者术后呼吸、循环不稳定，转 ICU，予血管活性药物维持循环，机械辅助通气，纠正凝血功能，调节酸碱平衡及内环境，补充血制品等。

4. 从 ICU 转回泌尿外科后的治疗过程

2021 年 12 月 7 日（术后第 13 天）18：00，因患者家庭经济原因，从 ICU 转回泌尿外科病房。转入时，患者意识清醒，精神疲倦，活动耐力弱，给予半卧位（被动体位），稍活动即出现呼吸急促、心率加速、口唇发绀的现象，予经鼻高流量湿化氧疗（high-flow nasal cannula，HFNC）辅助给氧，心率在 120～150 次/分范围内波动，血氧饱和度在 85%～92% 范围内波动。留置双腔导尿管，引出液呈淡黄色；留置鼻肠管行肠内营养治疗；留置右颈静脉穿刺管，予肠外营养支持治疗。每 8 小时测量 1 次中心静脉压，中心静脉压波动在 6～9 cmH$_2$O。予留置外周静脉通路 1 条，予米力农注射液 30 mg＋5% 葡萄糖注射液 50 mL 以 2 mL/h 持续静脉泵入；腹腔左侧留置 2 条伤口引流管，右侧留置 1 条伤口引流管，引出液均为淡黄色。卡普里尼（Caprini）评分为 8 分（极高危），营养风险筛查 2002（nutritional risk screening 2002，NRS 2002）评分为 5 分。转回病房当晚患者稍烦躁，睡眠质量欠佳。

当前诊断：①左侧腹膜后肿瘤；②重度肺动脉瓣狭窄；③卵圆孔未闭；④中度肺动脉瓣关闭不全；⑤重度三尖瓣关闭不全；⑥右心房、右心室增大；⑦呼吸衰竭；⑧急性右心衰竭。

2021 年 12 月 8 日 9：00 进行多学科护理会诊。

三、拟解决疑难护理问题

（1）心血管专科：如何准确评估该患者心肺功能？制订液体管理方案。

（2）重症专科：患者存在 I 型呼吸衰竭，血氧饱和度低，须使用高流量无创呼吸治疗仪治疗，制订动态调整氧疗方案。

（3）血管外科专科：患者 Caprini 评分为 8 分（极高危），并发静脉血栓栓塞（venous thromboembolism，VTE）的风险高，制订预防 VTE 措施和活动方案。

（4）营养专科：患者营养风险筛查 2002 评分为 5 分，有营养不良的风险，制订营养支持治疗方案。

（5）快速康复专科：如何促进患者的快速康复？制订快速康复训练计划。

四、多学科护理会诊

（一）心血管专科

（1）保持呼吸道通畅。

（2）患者存在肺高压情况及心房心室血液反流情况，须密切监测生命体征、中心静脉压、血氧饱和度、电解质及心功能指标的变化；注意观察患者有无气急、气短、夜间阵发性呼吸困难等症状，警惕早期心力衰竭（简称心衰）；观察有无出现咳粉红色泡沫痰、端坐呼吸、肢端发冷、大汗等急性左心衰的临床表现；有无出现肝脏肿大、淤血，颈静脉怒张，胃肠道淤血（腹胀、食欲缺乏、恶心、呕吐），双下肢（胫前）对称性的凹陷性水肿等右心衰的临床表现。

（3）加强容量管理，准确记录出量，于髌骨下缘 10 cm 处测量双腿围，观察水肿情况。轻度水肿时，液体入量控制在 1.5 ～ 2 L/d；中重度水肿时，液体入量为前 1 天出量 −500 mL（负平衡）。根据输液总量来控制输液速度在 60 ～ 90 mL/h。

（4）评估患者及家属对健康教育的需求及接受能力，健康教育内容包括疾病知识指导、用药指导、饮食指导、休息与活动指导，以增加患者对疾病的认识，从而提高治疗的依从性。

（5）警惕利尿药物的使用引起水电解质紊乱而加重心功能不全。

（二）重症专科

（1）氧疗相关的病情观察与记录：持续监测血氧饱和度，维持血氧饱和度大于92%，定时询问患者的主诉，了解有无呼吸困难，评估咳嗽能力及痰液黏稠度；同时注意观察患者生命体征，尤其是呼吸频率、节律及形态，如有无呼吸增快、鼻翼扇动、三凹征等呼吸做功增加的表现；定期复查血气分析以了解患者的氧合状态。交接班时查看并记录 HFNC 的参数，参数有调整时，随时记录。

（2）设备管理及健康宣教：妥善放置及固定仪器和管路，保持仪器持续、有效地运转。调节鼻塞至合适的松紧度，避免固定带过紧引起患者颜面部皮肤损伤，可使用水胶体敷料保护面部皮肤。关注并及时处理仪器报警，包括气道阻塞、漏气、湿化液低水量、氧气浓度异常等的报警，避免发生管路扭曲、折叠、受压、移位、脱落等现象。注意保持患者呼吸道的通畅，指导患者有效呼吸及咳嗽咳痰。加温气体的温度调节范围为31 ～ 37 ℃，可根据患者的舒适性、耐受度及痰液黏稠度选择合适的温度。及时添加湿化水，避免气体湿化不足降低治疗效果，引起患者鼻腔干燥不适。

（3）氧疗降阶梯治疗以及更换为传统鼻导管氧疗法的时机：若患者生命体征平稳且血氧饱和度大于92%，每次下调氧流量 5 L/min，可同步下调氧浓度，观察 2 小时；若患者生命体征无明显变化且血氧饱和度在目标水平，可每 2 小时下调 1 次参数；若患者出现血氧饱和度下降或呼吸费力等情况，则调回调整前的参数并观察。当高流量治疗仪流量小于 20 L/min 且吸入氧浓度（fraction of inspiration O_2，FiO_2）小于 30% 时可撤除 HFNC，改为传统鼻导管氧疗法，但仍应继续监测患者的生命体征、血氧饱和度、血气分析等情况。待患者循环稳定，予鼻导管间歇给氧时，须尽量维持血氧饱和度大于90%，观察并记录患者有无气促、呼吸困难等表现。

（三）血管外科专科

（1）该患者 Caprini 评分为 8 分（极高危），建议和主管医生沟通，请血管外科医生会诊，建议行双下肢血管彩超检查，了解患者血流情况。

（2）注意监测患者出凝血情况，关注血浆 D - 二聚体、纤维蛋白原水平，警惕血液高凝状态。

（3）注意观察患者双下肢血运情况，包括皮肤温度、颜色，下肢动脉搏动情况，关注患者有无出现下肢肿胀及疼痛，必要时动态监测双下肢周径，排查有无下肢深静脉血栓（deep vein thrombosis，DVT）形成。

（4）避免血液处于高凝状态，拔除鼻肠管后，指导患者适当增加饮水量，做好液体管理，详细记录出入量。在不加重心脏负荷的前提下，建议总入量（饮水量与输液量）在 1500 ～ 2000 mL/d。

（5）指导患者进行床上踝泵运动、踝关节旋转活动、翻身训练，活动强度以患者耐受为宜。

（6）做好与医生的沟通，建议动态评估患者血栓风险，根据评估结果制订相应的物理预防措施，排除相关使用禁忌证，可配合使用梯度加压弹力袜及间歇充气加压装置预防 VTE。患者若确诊充血性心力衰竭则不考虑物理预防，同时进行出血风险评估，考虑采用药物预防 VTE。

（7）建议患者采取半坐卧位，下肢抬高，以不增加回血量、不加重心脏负荷为宜。

（四）营养专科

（1）计算患者的目标能量和蛋白质：12 月 8 日为患者术后第 14 天，属于重症患者从 ICU 后期过渡到恢复期的过程。此阶段由于机体恢复及康复锻炼的增加，热量可给予至 30 ～ 35 kcal/(kg·d)，蛋白质增加至 1.5 ～ 2 g/(kg·d)。根据患者体重（此患者 50 kg），计算每天需要的热量和蛋白质，予以目标能量 1500 ～ 1750 kcal/d，蛋白质 75 ～100 g/d。因患者心功能不全，要控制液体量，可采用高能量密度的如 1.5 kcal/mL 的肠内营养混悬液（enteral nutritional suspension，TPF），可在达到目标需要量的同时减少液体量。

（2）根据患者胃肠道功能选择合适的营养支持治疗途径。原则：只要胃肠道有功能，就首先选用它；当肠内营养补充不足时才考虑肠外营养。患者术后早期由于肠道功能未恢复，采用肠外营养；随着胃肠道恢复，给予留置鼻空肠管，采用肠外与肠内相结合的形式；当患者肠内营养逐渐增加至能满足目标需要量时，给予停止肠外营养，全部由肠内营养补充。留置鼻空肠管期间，应每 4 小时用温开水 20 ～ 30 mL 脉冲式冲管，以防堵管，但此患者心功能不全，须控制液体量，故冲管量以 20 mL 为宜。

（3）现患者已经鼻空肠管进行肠内营养 6 天，无不适，可逐渐开放经口饮食。患者服用亚甲蓝后观察双侧引流管是否存在吻合口渗漏，若无渗漏，可让患者尝试自主进食流质饮食（清肉汤或口服营养补充剂）。注意观察患者有无恶心、呕吐、腹胀、呛咳等情况。

（4）营养评估每周 1 次，根据患者情况动态调整营养治疗方案。

（五）快速康复专科

（1）保持各引流管的功能位置，保持引流通畅，避免腹腔积液及感染。

（2）建议请营养科医疗会诊，调整肠内肠外营养比例；调节肠内营养输注速度，注意患者胃肠道功能耐受情况以及有无胃潴留的表现，尽量改善患者的营养状况，提高机体的活动耐力。

（3）综合评价患者的一般情况、心肺功能、肌力、管道安全、腹部伤口及患者的心理等情况，指导患者进行床上活动，在可耐受的情况下指导患者逐渐离床活动，制订每次活动目标量，根据患者活动情况进行评价并动态调整活动量，以患者不疲劳为宜。

（4）注意关注患者的心理需求，及时给予情感支持。

五、护理结局

2021 年 12 月 8 日 10:00（多学科护理会诊后 1 小时）开始，根据患者血气分析结果和活动呼吸耐力，动态调整氧流量（每小时试验性地逐渐调低）；在中心静脉压、心率、尿量的数值指导下，调控每小时输液量（每小时微调输液速度）；16:00 尝试夹闭鼻肠管，并进行少量经口饮水试验，患者无呛咳；患者活动耐力、夜间睡眠明显改善。

2021 年 12 月 9 日（多学科护理会诊后第 1 天），予拔除鼻肠管、左侧 1 条腹腔引流管和右颈静脉穿刺管；米力农注射液逐渐减量使用；继续进行试验性调低氧流量和增加患者床上活动量，少量多次进行清流质饮食（清淡肉汤）；患者精神好转，口唇发绀现象改善，活动耐力增加，夜间自主入睡。

2021 年 12 月 10 日，撤除 HFNC，改为中心给氧装置双腔鼻导管吸氧，4 L/min，血氧饱和度波动在 97%～98%；拔除左侧第 2 条腹腔引流管及右侧腹腔引流管。

2021 年 12 月 12 日，停用米力农注射液，双腔鼻导管低流量（2 L/min）间歇给氧，血氧饱和度波动在 95%～100%，并可下床缓慢活动。

2021 年 12 月 13 日，停吸氧状态下，血氧饱和度能达到 95% 以上；拔除尿管，扶行至厕所自行小便。

患者住院期间，液体摄入适量如图 2-1-9 所示，心功能指标好转（图 2-1-10、图 2-1-11），左、右心功能得到很好的改善，夜间睡眠时间增加，未出现心力衰竭，精神状态良好，活动耐力逐渐增强；呼吸功能恢复良好，可自主呼吸，血氧饱和度正常；患者术后血清总蛋白、白蛋白、血红蛋白逐渐恢复正常（图 2-1-12、图 2-1-13）；营养摄入能维持疾病康复需要；感染指标逐步恢复正常（图 2-1-14 至图 2-1-16），伤口愈合良好；围术期未发生 VTE，下床活动（扶行）逐渐增加；卧床期间皮肤无破损。于 2021 年 12 月 14 日在家属陪同下出院，指导患者继续行心血管科随访治疗。

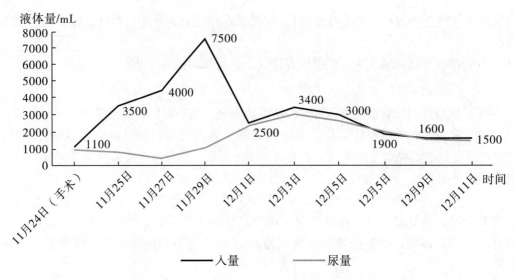

图 2 - 1 - 9　患者住院期间每天入量与尿量趋势

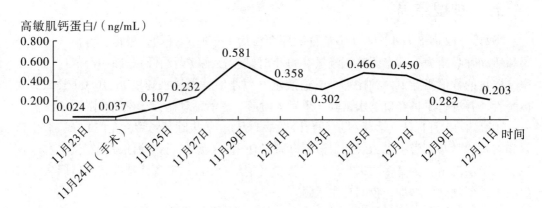

图 2 - 1 - 10　患者住院期间高敏肌钙蛋白水平变化趋势

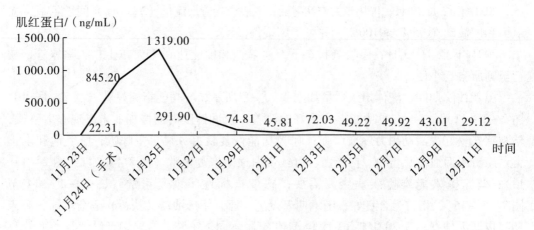

图 2 - 1 - 11　患者住院期间肌红蛋白水平变化趋势

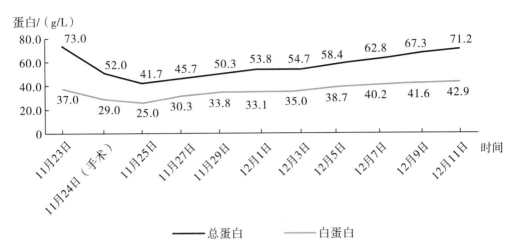

图 2 - 1 - 12　患者住院期间血清总蛋白、白蛋白水平变化趋势

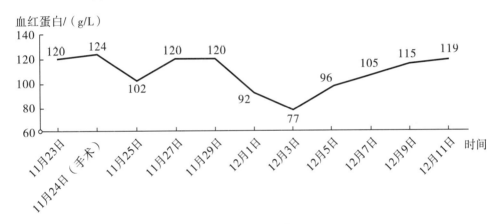

图 2 - 1 - 13　患者住院期间血红蛋白水平变化趋势

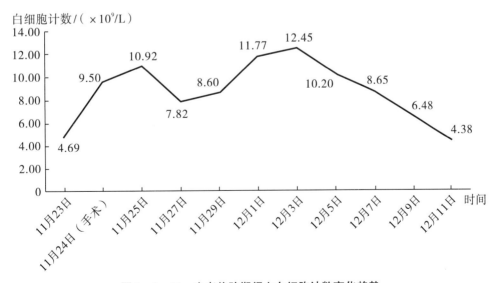

图 2 - 1 - 14　患者住院期间血白细胞计数变化趋势

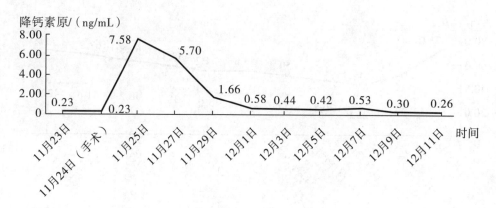

图 2-1-15　患者住院期间血清降钙素原水平变化趋势

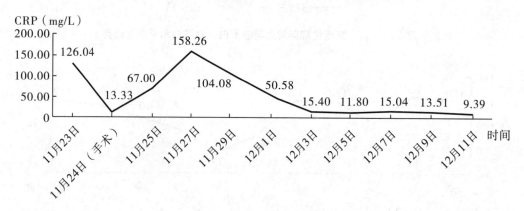

图 2-1-16　患者住院期间血清超敏 CRP 水平变化趋势

六、体会与反思

对于急危重症、合并多学科严重护理问题的患者，应尽早启动护理 MDT，对患者的预后起到关键的作用。应迅速准确评估患者突出、严重的护理问题，并组织相应专科针对患者需要解决的护理问题，给予精准可落实的护理方案。综合各专科的会诊意见，形成具体的护理措施。在实施过程中，如果患者的病情仍然向不利的趋势发展，应再次邀请专科护理 MDT 团队进行方案、措施的调整。

在该患者的护理过程中，有可进一步完善的地方。例如，该患者短时间内经历了分娩、婴儿夭折、产褥期行手术切除肿瘤等，激素水平变化较大，非常需要家人和他人的理解和支持，如果能够邀请心理专科护士或者有丰富心理干预经验的医务人员，对患者和家属进行情绪疏导，有助于患者进行积极的心理建设，增强患者战胜疾病的信心和决心。

七、专家点评

卢惠明，中山大学附属肿瘤医院，副主任护师

该案例根据患者病情邀请相关护理专家/专科护士制订个性化的疗护方案，组织

MDT 的时机非常合适，解决患者现存疑难复杂护理问题。重症护理专科的氧疗降阶梯治疗充分以循证依据为基础，运用护理程序。营养护理专科延续护理落实到位有效，出院后还指导制订食谱，确保患者康复期间的营养需要，患者术后血清总蛋白、白蛋白、血红蛋白逐渐恢复正常。本案例充分体现多学科协作的优势，改善患者的护理结局。患者短期内经历分娩、婴儿夭折、罹患恶性肿瘤等事件，临床护理应关注患者的心理应激，给予患者更有温度的人文关怀，助力康复。

（案例来源：中山大学附属第一医院）

（蓝丽　何宇文　吴倩倩　居星星　李泳楠）

参考文献

［1］高毅鹏，牛晓华，李黎. 基于系统性营养评估的支持干预对慢性心力衰竭合并营养不良病人的影响［J］. 护理研究，2020，34（22）：4077-4081.

［2］何向红，李爱群，陈卫英，等. 精细化管理在心功能不全患者液体管理中的应用研究［J］. 心电图杂志（电子版），2018，7（2）：309-311.

［3］李云玲，黄柏章，张文君，等. 呼吸衰竭患者应用高流量湿化治疗仪的综合护理效果分析［J］. 齐齐哈尔医学院学报，2020，41（9）：1164-1166.

［4］梁爽，陈叙. 妊娠期及产褥期静脉血栓栓塞症非药物预防的方法及其评价［J］. 实用妇产科杂志，2022，38（5）：333-335.

［5］闾晨涛，陆维祺. NCCN 软组织肉瘤临床实践指南腹膜后软组织肉瘤部分解读［J］. 中国临床医学，2019，26（3）：321-325.

［6］门婷婷，杜修燕，王玲，等. 多学科护理会诊模式在提升护士综合能力中的应用［J］. 齐鲁护理杂志，2021，27（7）：73-75.

［7］岑梅，金铭. 优护+容量自我管理模式对慢性心衰患者生存质量的影响［J］. 昆明医科大学学报，2021，42（12）：177-182.

［8］谢正英. 优质护理在老年慢性心力衰竭患者输液中的应用［J］. 当代护士（下旬刊），2012（5）：84-86.

［9］中华医学会呼吸病学分会. 成人经鼻高流量湿化氧疗临床规范应用专家共识［J］. 中华结核和呼吸杂志，2019，42（2）：83-91.

—— 案例二 ——
1 例神经源性膀胱尿失禁患者远程线上联合线下护理

一、引言

神经源性膀胱（neurogenic bladder，NB）是神经控制机制出现紊乱导致的下尿路功能障碍，通常需要在有神经病变的前提下才能进行诊断。根据神经病变的部位和损伤程度的不同，神经源性膀胱会存在不同的临床表现。此外，神经源性膀胱可引起多种并发症，最严重的是上尿路损害、肾功能衰竭。

二、案例资料

（一）病史资料

本案例病史资料见表 2 - 2 - 1。

表 2 - 2 - 1　病史资料

项目	内容
诊断	神经源性膀胱、右肾多发结石并肾积水、泌尿道感染、脊髓脊膜膨出修补术后、马尾神经吻合术后
入院日期	2022 年 8 月 23 日
一般情况	姓名：林某　　性别：女　　年龄：29 岁 主诉：尿失禁伴反复尿路感染 20 余年，加重 5 年
现病史	患者 1 岁余时因"先天性脊柱裂"在外院行"脊髓脊膜膨出修补术"，术后尿失禁无改善，有尿意。5 岁余在外院行"椎管扩大减压、脊髓神经根粘连松解、马尾神经吻合术"，术后尿失禁加重，需使用、穿戴失禁用品，无尿意。偶有大便失禁，合并出现右小腿萎缩。20 余年来患者反复出现尿路感染，近 5 年感染频率及程度较前明显增加，多次在外院住院行抗感染治疗，以主要诊断"神经源性膀胱"入院。入院时患者精神、睡眠欠佳，胃纳可，大小便如上所述，近期体重无明显变化
既往史	8 岁余时发现"右肾结石并重度积水"在外院行"右侧经皮肾镜碎石取石术"。2 年余前因"右侧输尿管结石并肾积水"在外院行"右侧输尿管软镜碎石取石术"。7 个月余前在外院行"右肾结石体外冲击波碎石术"。自诉有多囊卵巢病史，6 年余前因"子宫内膜增厚"行"诊刮术"。荨麻疹病史 2 年余

续表2-2-1

项目	内容
个人史	未婚未育，无抽烟、饮酒等不良嗜好。自诉青霉素、喹诺酮类药物过敏
专科评估	视诊：腹部平，未见胃肠型及蠕动波，未见腹壁静脉曲张。会阴部穿戴尿不湿，无控尿能力。 触诊：腹肌软，膀胱空虚感。 叩诊：无移动性浊音，双肾区无叩击痛，双侧输尿管行程无压痛及反跳痛

（二）检查结果

（1）实验室检查：①血肌酐值正常（59.3 μmol/L）。②血白细胞计数正常（6.58×10⁹/L）。③尿白细胞计数4973个/μL，白细胞酯酶阳性（＋＋＋），尿亚硝酸盐阳性。④尿培养结果提示大肠埃希菌多重耐药菌、柯氏枸橼酸杆菌、无乳链球菌感染。

（2）影像学检查：①泌尿系CT平扫提示右肾盏多发结石，右肾下极多发薄壁囊性病变，左肾多发小结石，膀胱改变考虑神经源性膀胱，双侧卵巢多发低密度影。②泌尿系彩超提示膀胱残余尿10 mL，双侧输尿管未见明显扩张。

（三）护理评估

（1）排尿形态：患者完全无尿意，需24小时穿戴尿不湿，更换频率为12～16次/日间，4～5次/夜间。

（2）1 h尿垫试验结果：33 g，重度尿失禁。

（3）尿失禁生活质量问卷（incontinence quality of life，I-QOL）评分为60分，生活质量差。国际尿失禁咨询委员会尿失禁问卷表简表（International Consultation on Incontinence questionnaire short form，ICI-Q-SF）评分为18分，重度尿失禁。

（4）盆底肌力分级为4级。

（5）患者大腿根部及臀部有散在红疹，右侧大小约15 cm×10 cm，左侧大小约20 cm×15 cm，伴刺痛感。

（四）治疗经过

（1）入院后遵医嘱予头孢哌酮钠舒巴坦钠3 g静脉滴注，每天1次。

（2）2022年9月6日在全麻下行"经尿道右侧输尿管软镜钬激光碎石取石术、右侧输尿管支架置入术、宫腔镜检查、宫颈粘连松解术、子宫内膜活检术"，术后未留置尿管。术后病理提示"子宫内膜单纯性增生（不伴有非典型性的子宫内膜增生）"。

（3）2022年9月7日（术后第1天）最高体温37.5 ℃。9月8日（术后第2天）体温恢复正常，自诉排尿困难，遵医嘱予留置尿管。9月10日拔除尿管，重度尿失禁，重新穿戴尿不湿。9月11日出院。

三、拟解决疑难护理问题

（1）怎么解决患者反复尿路感染的问题？

（2）怎么解决患者失禁性皮炎？

（3）患者神经源性膀胱尿失禁，有无个性化的治疗方案？

四、多学科护理会诊

1. 反复尿路感染的护理（泌尿外科专科护士）

反复发作的泌尿系感染可导致神经源性膀胱患者肾功能损害、生活质量下降，必须积极控制。此患者存在反复尿路感染的原因，主要是长期尿失禁以及反复的泌尿系多发结石引起肾积液、感染。住院期间根据尿培养、药敏试验针对性地使用抗生素。出院后注重随访双 J 管留置期间患者的泌尿系症状，每天建议饮水 2000 ～ 3000 mL（日间 200 ～ 300 mL/h，睡前 200 ～ 300 mL），拔除双 J 管 1 个月后复查尿常规。

2. 失禁性皮炎的护理（失禁专科护士、伤口造口联络员）

（1）局部清洗：清水清洗皮肤，每天 2 次，使用失禁护理湿巾擦干，减少摩擦造成的损伤。

（2）保护皮肤：清洗之后，用造口粉与液体敷料涂抹皮肤，形成保护层。

（3）建议出院后患者继续到失禁专科护理门诊就诊，协助患者选择合适的失禁用品。给予该患者个性化的失禁治疗方案：①出院前指导患者掌握凯格尔运动（Kegeles exercise）的正确方法，和测试盆底肌收缩力的方法。②快肌训练：收缩盆底肌 1 秒，放松 1 秒（50 次/组，3 组/天，以不感到疲劳为度）。③慢肌训练：收缩盆底肌 5 秒，放松 5 秒（30 次/组，3 组/天，以不感到疲劳为度）。④注意事项：运动的全程照常呼吸，保持身体其他部位的放松。可以用手触摸腹部，如果腹部有紧缩的现象，则运动的肌肉错误。还可以行阴道重力锥训练（将阴道锥置入患者阴道内、肛提肌上方，当重物置于阴道内时，会提供感觉性反馈，通过收缩肛提肌维持其位置，保证阴道锥不落下；依次增加阴道锥重量，从而提高盆底收缩力）。⑤出院前指导患者正确进行排尿记录。排尿日记能够反映每次排尿量、排尿间隔时间、患者的感觉、每天排尿总次数及总尿量，能客观反映患者的症状。还要增加患者膀胱的顺应性，降低其敏感性。⑥排尿训练：嘱患者延时排尿，日间每 1 ～ 2 小时排尿 1 次，以后逐渐增加到每 3 ～ 4 小时排尿 1 次，夜间排尿 2 次。⑦1 个月后，根据患者训练效果，并进行膀胱残余尿测定，决定是否增加间歇性导尿方案，以及电生理等物理方法进行治疗。⑧物理治疗 1 ～ 3 个疗程，如果效果不佳，转介至泌尿外科行进一步治疗（药物治疗、骶神经调控术或吊带手术）。

3. 泌尿系结石延续性管理（泌尿系结石亚专科方向专科护士）

①留置双 J 管期间，随访患者，了解不适症状评分、排尿日记情况，评估患者是否存在尿液反流与感染加重。②建立患者泌尿系结石长期管理档案，档案包括患者的职业、生活习惯（饮食和运动）、心理状态、基础疾病管理能力、BMI 趋势、营养状况等。患者有反复泌尿系结石手术史，具备尿路粘连梗阻高危风险。联合失禁门诊共同制订随访方案。

4. 神经源性膀胱尿失禁治疗方案（泌尿外科医生）

对于神经源性膀胱的处理，应从整体上考虑患者的膀胱管理，采取个体化的处理方案。原则是：①降低上尿路损害的风险，减少膀胱输尿管反流，保护上尿路。②增加膀胱顺应性，恢复膀胱正常容量，恢复低压储尿功能。③减少尿失禁。④恢复控尿能力。⑤减少和避免泌尿系感染和结石形成等并发症。总体目标是使患者能够规律排出尿液，以便从事日常活动，并且夜间睡眠不受排尿干扰，减少并发症。患者出院前告知随访时间。推荐复查至少应做到：尿常规 1 次/2 个月；泌尿系超声及残余尿量测定 1 次/6 个月；肾功能及尿流动力学检查 1 次/年，首先推荐采用影像尿流动力学检查，如果没有条件，也可进行非同步的膀胱尿道造影结合尿流动力学检查。⑥如患者有不适或发现尿液颜色、性状等异常应及时就诊。

5. 神经源性膀胱患者尿失禁治疗方案（中医科医生）

治疗原则：清热利湿、补益肝肾、气化膀胱。可口服八正散和六味地黄丸，配合电针治疗、艾灸治疗、中医定向透药治疗。

6. 长期失禁状态下的心理干预（心理科医生）

此患者抑郁自评量表（self-rating depression scale，SDS）评分为 63 分，属于中度抑郁；焦虑自评量表（self-rating anxiety scale，SAS）评分为 69 分，属于中至重度焦虑。该患者心理压力主要来源于长期尿失禁及反复感染和手术史，治疗效果均不理想。心理干预：①首要是对因治疗。②建议心理科随诊，予药物协助心理疏导。

五、护理结局

3 个月后随访，患者 1 小时尿垫试验由 33 g（重度尿失禁）转为 25 g（中度尿失禁）。患者尿频症状较前好转，失禁性皮炎症状完全好转，未发生尿路感染。SDS 评分由 63 分（中度抑郁）转为 53 分（轻度抑郁），SAS 评分由 69 分（中度焦虑）转为 59 分（轻度焦虑）。

六、体会与反思

（1）体会：MDT 团队通过对该复杂性神经源性膀胱、尿失禁案例进行远程线上联合线下，多学科医护共同、及时有效的 MDT 讨论，为患者提供较为优质的综合诊疗方案，优化医疗资源配置，围绕提高患者的疗效和生活质量，解决患者具体的疑难复杂问题。

（2）反思：神经源性膀胱引起的功能障碍是动态进展的，必须对患者的储尿及排尿功能、临床表现及全身情况进行动态评估和分型，并以此为依据选择适宜的膀胱管理方法。早期开始、正确处理、终身护理和随访，才能最大限度地避免并发症的发生，提高患者的生存质量。因此对于护士而言，全程化的终身随访必须落实到位。

七、专家点评

蓝丽，中山大学附属第一医院，副主任护师

该案例充分打破地域限制，利用信息化无线网络平台，围绕患者整体问题，组织涵盖跨地域、多学科医疗、护理专业人员进行 MDT 讨论。同时，同一专科不同亚专科方向分别制订患者个性化方案也是该案例的一个创新点。但是，不足之处在于：术前患者的更多信息，如职业、学历、营养指标、家庭与经济情况等缺乏，限制了更精准地评估和制订患者的治疗方案。效果追踪过程欠数据性的趋势体现。

（案例来源：深圳大学总医院）

（王滨 刘萍）

参考文献

［1］蔡文智，孟玲，李秀云. 神经源性膀胱护理实践指南（2017 年版）［J］. 护理学杂志，2017，32（24）：1 – 7.

［2］黄健，张旭. 中国泌尿外科和男科疾病诊断治疗指南：2022 年版［M］. 北京：科学出版社，2022.

［3］林献青，何玉珍，张雪梅，等. 间歇导尿对脊髓损伤患者尿失禁康复的影响［J］. 当代护士（上旬刊），2021，28（6）：157 – 159.

［4］甘晓庆，胡丽立，王芬，等. 危重症患者失禁相关性皮炎预防与管理的最佳证据总结［J］. 护理实践与研究，2023，20（12）：1866 – 1871.

［5］刘双，朱翠，李梓钰，等. 尿失禁患者的护理研究进展［J］. 泌尿外科杂志（电子版），2023，15（4）：68 – 72.

［6］张黎红，张红，王雅璇，等. 延续性护理对急性缺血性卒中神经源性膀胱患者生活质量的影响［J］. 吉林医学，2023，44（11）：3181 – 3184.

［7］王柯柯. 优质护理辅助凯格尔盆底肌训练在产后患者盆底功能恢复中的应用［J］. 中国当代医药，2022，29（32）：178 – 181.

1 例累及下腔静脉的腹膜后副神经节瘤患者围手术期护理

一、引言

副神经节瘤（paraganglioma，PGL）是起源于肾上腺外副神经节的神经内分泌肿瘤。其中，起源于交感神经节的交感 PGL（常见于胸、腹部和盆腔的脊椎旁）多具有儿茶酚胺（catecholamine，CA）分泌功能，释放大量 CA，如去甲肾上腺素（norepinephrine，NE）、肾上腺素（epinephrine，E）和多巴胺（dopamine，DA），引起以患者血压升高和代谢性改变等为主要表现的临床症候群。高血压是 PGL 患者最常见的临床表现，头痛、心悸、多汗是 PGL 患者高血压发作时典型的三联征。目前，国内尚无发病率或患病率的确切数据。国外报道发病率为 2～8 例/（百万人·年），人群患病率为 1：6500～1：2500。女性患者比例稍高（50.5%～57%），中位发病年龄为 48～55 岁。约 1/4 的病例显示出与遗传相关。

二、案例资料

（一）病史资料

本案例病史资料见表 2-3-1。

表 2-3-1 病史资料

项目	内容
诊断	①腹膜后肿物：副神经节瘤？②高血压 3 级（高危）；③乙肝小三阳
入院日期	2023 年 7 月 10 日
一般情况	姓名：卢某　　性别：女　　年龄：37 岁 职业：自由职业　学历：小学　宗教信仰：无 身高：155 cm　体重：47 kg　BMI：19.58 kg/m²
现病史	患者于 2 个月前无明显诱因出现头晕，伴头痛，伴颈部活动轻度受限、四肢麻木乏力，无束缚感，于当地医院就诊，予降压对症治疗后稍好转。5 天前患者再次出现头晕，肢体乏力，遂到当地医院就诊，2023 年 7 月 7 日腹部平扫＋增强 MRI 提示：①腹膜后（十二指肠下方）团块状影，考虑异位嗜铬细胞瘤可能；②双侧肾、肾上腺未见明显异常；③胆囊胆汁黏稠。为进一步诊断治疗来我院就医

续表 2 - 3 - 1

项目	内容
既往史	有高血压病史，予口服降压药治疗（具体不详），未规律监测血压，控制情况不佳。有乙肝（小三阳）病史
个人史	无抽烟、饮酒，无药物依赖，无过敏史
生命体征	体温：36.6 ℃。心率：75 ~ 125 次/分。呼吸：18 ~ 24 次/分。血压：（110 ~ 225）/（90 ~ 134）mmHg
饮食偏好	挑食，不爱吃荤菜，饮水约 500 mL/d
大小便	大便 2 ~ 3 天/次，小便正常
皮肤/口腔	皮肤完整，口腔黏膜完整，颜面、口唇、眼睑苍白
肌力/活动度	步行入院，四肢麻木乏力，肌力 5 级
社会关系与支持	家庭支持不健全：丈夫服刑 10 年。家庭经济较差，有社保，住院期间由 17 岁女儿陪护，表哥、表嫂送餐以及支付医药费

（二）检查结果

1. 影像学检查结果

2023 年 7 月 10 日胸片提示：双肺及心膈未见异常。

2023 年 7 月 11 日心脏彩超提示：三尖瓣轻度反流，左室顺应性下降。

2023 年 7 月 11 日心电图提示：①窦性心动过速；②肺性 P 波；③左心室高电压；④异常 ST - T 改变。

2023 年 7 月 12 日全腹部增强 CT 提示：腹主动脉右前异常肿块影，37 mm × 30 mm × 42 mm，符合异位嗜铬细胞瘤改变。

2. 与副神经节瘤相关的化验结果

（1）皮质醇/促肾上腺皮质激素：464.0 nmol/L/17.02 pmol/L（8:00），196.0 nmol/L/2.97 pmol/L（16:00），95.7 nmol/L/12.46 pmol/L（00:00）。

（2）醛固酮/肾素：384.80 pg/mL/144.680 pg/mL（立位），142.78 pg/mL/86.272 pg/mL（卧位）。

（3）血浆儿茶酚胺：495.50 pmol/L。

（4）肾上腺素：79 852.00 pmol/L。

（5）血管紧张素：78.920 pg/mL。

3. 病理检查结果

2023 年 8 月 15 日，病理检查结果提示：病变符合副神经节瘤（肾上腺外嗜铬细胞瘤）；未见明确脉管内瘤栓；肿瘤组织局部侵犯包膜；另检出淋巴结 2 枚，未见肿瘤转移（0/2）。

（三）治疗经过

治疗经过见图 2 - 3 - 1。

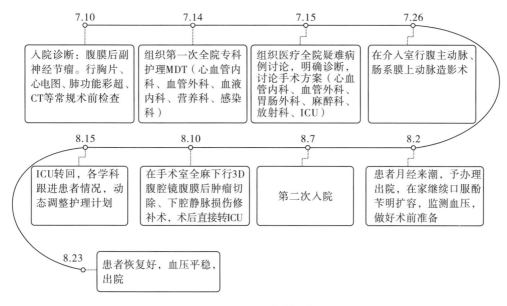

图 2 - 3 - 1 治疗经过

1. **特殊用药**

2023 年 7 月 10 日：酚苄明 10 mg，口服，每 12 小时 1 次。

2023 年 7 月 13 日：5% 葡萄糖注射液 50 mL + 注射用硝普钠 50 mg，静脉微泵注入。

2023 年 7 月 14 日：甘草酸单铵半胱氨酸氯化钠注射液 250 mL，静脉滴注，每天 1 次。

2023 年 7 月 16 日：叶酸片 10 mg，口服，每天 3 次；多铁糖复合物胶囊 0.3 g，口服，每天 1 次。

2023 年 7 月 19 日：多烯磷脂酰胆碱胶囊 228 mg，口服，每天 3 次。

2023 年 8 月 10 日：依诺肝素钠注射液 3000 IU，皮下注射，每天 2 次；0.9% 氯化钠注射液 100 mL + 万古霉素注射液 1 g，静脉滴注，每 12 小时 1 次；5% 葡萄糖注射液 + 注射用谷胱甘肽 2.7 g，静脉滴注，每天 1 次。

2023 年 8 月 22 日：利伐沙班片 10 mg，口服，每天 1 次。

2. **主要阳性实验室检查结果**

患者 MDT 前的主要阳性检查结果见表 2 - 3 - 2、图 2 - 3 - 2。

表 2 - 3 - 2 患者 MDT 前的主要检查阳性结果

日期	化验项目	化验结果	正常值
2023 年 7 月 11 日	血红蛋白	80 g/L↓	115 ～ 150 g/L
2023 年 7 月 11 日	血钾	2.66 mmol/L↓	3.5 ～ 5.3 mmol/L
2023 年 7 月 11 日	AST*	148 U/L↑	13 ～ 40 U/L
2023 年 7 月 11 日	ALT**	145 U/L↑	0 ～ 35 U/L

续表 2 - 3 - 2

日期	化验项目	化验结果	正常值
2023 年 7 月 11 日	白蛋白	34 g/L↓	40 ~ 55 g/L
2023 年 7 月 13 日	D - 二聚体	0.61 mg/L↑	0 ~ 0.55 mg/L
2023 年 7 月 11 日	APTT***	48.9 s↑	22.7 ~ 31.8 s

*：AST，aspartate transaminase，天冬氨酸转氨酶。

**：ALT，alanine transaminase，丙氨酸转氨酶。

***：TPTT，activated partial thromboplastin time，活化部分凝血活酶时间。

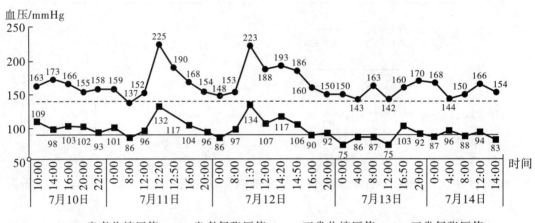

图 2 - 3 - 2　患者 MDT 前血压波动趋势

三、拟解决疑难护理问题

（1）心血管内科：患者高血压 3 级（极高危），血压控制不理想，术前如何做好血压控制，预防高血压危象的发生？手术后如何做好液体管理？

（2）血管外科：患者凝血四项提示活化部分凝血活酶时间（APTT）延长，D - 二聚体水平升高，主诉双下肢胀痛、麻木感，因病情及治疗用药暂时卧床，如何预防围手术期 VTE 的发生？腹膜后副神经节瘤累及下腔静脉，术中分离瘤体时，极有可能损伤下腔静脉，术后若需抗凝治疗，在抗凝和防止出血之间，如何观察护理？

（3）血液科：患者血红蛋白低，胃纳差，如何改善贫血，耐受手术？

（4）营养科：患者偏食，不爱吃荤菜，中度贫血，术前如何改善营养状况，使其耐受手术？

（5）感染科：患者患有乙肝，如何调整肝功能？

（6）中医科：患者睡眠欠佳，如何给予中医护理措施，调理睡眠？

四、多学科护理会诊

多学科护理会诊时间：2023 年 7 月 14 日 15：00。

（一）心血管内科

（1）患者入院以来血压波动于（160 ～ 225）/（90 ～ 134）mmHg，心率 75 ～ 125 次/分，伴心悸。口服酚苄明 10 mg，每天 2 次。目前正在使用 5% 葡萄糖注射液 50 mL ＋注射用硝普钠 50 mg 静脉微泵注入控制血压，硝普钠是一种速效和短时间作用的血管扩张药，使用硝普钠期间，注意血压监测，尤其在调整硝普钠剂量后的 2 ～ 3 分钟内，要密切观察血压变化，根据血压情况，与医生沟通，动态调整硝普钠用量，安全、平稳降压，切忌降压过快、过低，引起脑部等重要器官灌注不足。用药期间还须观察患者有无视物模糊、谵妄、眩晕、头痛、恶心、呕吐、心动过缓、意识混乱、惊厥、血氧饱和度降低等氰化物中毒表现。

（2）患者平时 2 ～ 3 天解 1 次大便，且大便干结，发病以来因病情和用药原因，活动受限，要关注患者大便情况，保持大便通畅，避免用力排便，腹压增加刺激瘤体分泌激素，从而引起血压增高。

（3）按压腹部会引起瘤体大量分泌激素，指导患者勿碰撞、按压腹部。

（4）考虑患者目前用药情况：酚苄明 10 mg（每天 2 次）、富马酸比索洛尔 5 mg（每天 1 次）。关注血压控制的同时，要特别警惕直立性低血压、跌倒、碰伤等不良事件的发生。陪护人为患者女儿（初中学生），安全意识不足，管床护士须在患者安全方面特别关注。

（5）了解到患者家庭情况的特殊，受病情及家庭情况影响，患者休息、睡眠情况欠佳，建议可请心理科会诊，缓解患者焦虑情绪，改善睡眠，避免患者情绪激动及睡眠紊乱引起血压波动。

（6）患者抵抗力差，建议转至患者较少的房间，以免空调温度太低引起感冒、咳嗽。

（7）口服酚苄明期间，关注患者微循环改善情况：四肢末端是否温暖？甲床是否红润？

（8）患者心脏彩超显示射血分数（ejection fraction，EF）为 68%，短轴缩短率（fraction shortening，FS）为 38%，心功能尚未受到影响，术前入液量无须控制，考虑术后须大量补液，术后留置中心静脉置管，测量中心静脉压（central venous pressure，CVP），使用输液泵控制输液速度为 60 ～ 80 滴/分，记录出入量。

（二）血管外科

（1）该患者 Caprini 评分为 5 分（高危），主诉双下肢胀痛、麻木感觉，体格检查（简称体查）：双下肢无水肿，肢端较冰凉，足背动脉波动正常，霍曼氏征（Homan's sign）阴性。血管外科医生已于 7 月 14 日上午会诊，建议行床边双下肢血管彩超检查，了解患者血流情况，以便排除是否有双下肢静脉血栓形成。

（2）注意观察患者双下肢血运情况，包括皮肤温度、颜色和下肢动脉搏动情况，必要时动态监测双下肢周径，排查下肢深静脉血栓，做好肢端保暖，可穿棉袜，改善末端循环，但嘱咐患者及其女儿切勿使用热水袋，以免烫伤，予枕头抬高双下肢。

（3）患者活化部分凝血活酶时间（APTT）延长，为48.9秒；D-二聚体水平升高至0.61 mg/L。查看患者用药情况，排除药物引起APTT延长，考虑患者有小三阳病史，建议与医生沟通，完善肝功能等检查，动态监测凝血七项，关注APTT、凝血酶原时间（prothrombin time，PT）、D-二聚体等指标。

（4）患者目前无饮水禁忌证，但因卧床，患者不习惯在床上解小便，每天饮水量少，应保证该患者每天饮水量为1500～2000 mL，避免血液高凝状态。

（5）患者有便秘史，结合患者目前因病情卧床、排便无力的情况，建议与医生沟通后，给予乳果糖口服，保持大便通畅，避免用力排便。

（6）卧床期间督促患者进行床上踝泵运动，活动强度以患者耐受为宜，病情稳定后，尽快下床活动。

（7）加强与主管医生的沟通，建议动态评估患者血栓风险，根据评估结果制订相应的物理预防措施，排除相关使用禁忌证，可配合使用梯度加压弹力袜及间歇充气加压装置预防VTE，同时进行出血风险评估，评估是否需要采用药物预防VTE。

（8）该患者瘤体累及下腔静脉，术中分离瘤体时，极有可能损伤下腔静脉，术后若需抗凝治疗，在按医嘱应用抗凝药物治疗的同时，要特别警惕出血的风险，重点观察有无伤口渗血、皮下血肿、黏膜出血、月经量增多等情况，关注患者凝血功能，重点关注国际标准化比值、凝血酶原时间、活化部分凝血活酶时间、血小板计数等指标，如出现异常值，应通知医生处理。指导患者使用软毛牙刷刷牙，勿用力抠鼻，避免碰撞。必要时术后再联系血管外科会诊。

（三）血液内科

1）患者血红蛋白80 g/L，平素月经量正常，近期无消化道出血、痔疮出血等，粪潜血（occult blood，OB）阴性（-），小便颜色淡黄，排除了出血因素引起的贫血；患者肾功能正常，基本可排除肾性贫血。

2）建议与医生沟通，进行贫血四项检查，协助排查贫血原因，以便针对病因制订护理措施。

3）结合患者病史、营养状况、偏食（长期吃素，不喜欢吃肉）等饮食习惯，考虑患者营养不良性贫血可能性大（须结合贫血四项结果确定），可在生活习惯上先给予指导：

（1）患者为潮汕人，喜欢喝浓工夫茶，茶中鞣酸阻碍铁吸收，会加重贫血症状，指导患者勿饮浓茶。

（2）患者目前在医院住院，不习惯医院的饮食，考虑其偏食严重，可建议亲戚送餐。

（3）患者偏食，长期吃素，不喜欢吃肉，叶酸的来源主要为动物内脏、蛋类、绿叶蔬菜，可为患者制订食谱，改变饮食习惯，增加叶酸摄入，如增加猪肝、瘦肉、鱼肉、鸡蛋、菠菜、莜麦菜等的摄入，水果可选择柑橘、香蕉、核桃，同时，可增加生菜、萝卜、椰菜花等碱性食物的摄入，促进叶酸吸收。制订食谱时，结合患者的饮食喜好，患者喜欢吃粥、粿条汤，可将猪肝、瘦肉等加在粥和粿条汤中，且注意一日三餐的均衡搭配，注意烹饪方式的选择，选择灼、煮等方式，避免高温煎炸，叶酸流失。

（4）养成良好的进食习惯，定时、定量、细嚼慢咽，少量多餐，促进吸收。

4）待贫血四项结果出来后，按医嘱给予药物对症治疗，服用铁剂、叶酸期间，嘱患者勿饮茶及碳酸饮料，以免影响吸收。

5）动态复查贫血四项、血常规，观察患者面色、四肢、牙床颜色，了解贫血纠正情况。

（四）营养专科

1）入院时 NRS 2002 评分为 2 分，患者偏食，不爱吃荤菜，中度贫血，身高155 cm，体重47 kg，BMI 19.58 kg/m^2，根据患者24小时膳食调查，患者日摄食能量：900 ～ 1200 kcal/d，术前建议患者增加目标能量如下：

（1）目标能量：（155 – 105）kg ×（25 ～ 30）kcal/（kg · d）＝1250 ～ 1500 kcal/d。

（2）目标蛋白质：50 kg ×（1.0 ～ 1.2）g/kg = 50 ～ 60 g。

（3）营养支持途径：饮食 + 口服营养补充剂（oral nutritional supplement，ONS）。

（4）营养补充剂的选择：整蛋白型制剂。

（5）营养补充剂摄入：每天3次，每次250 kcal。

2）结合患者病情，避免进食产生酪胺的食物：巧克力，酒，熏肉，酸奶，花生，久置的奶酪等。

3）针对患者贫血情况，膳食中可适量增加猪肝、木耳等，补充铁剂食物，具体结合血液内科护理专家给的指导意见。

4）术后目标能量：

（1）目标能量：（155 – 105）kg ×（25 ～ 30）kcal/（kg · d）＝（1250 ～ 1500）kcal/d。

（2）目标蛋白质：50 kg ×（1.0 ～ 1.2）g/kg =（50 ～ 60）g。

（3）术后营养支持途径：遵循营养五阶段，全肠外营养（total parenteral nutrition，TPN）—部分肠内营养（partial enteral nutrition，PEN）+部分肠外营养（partial parenteral nutrition，PPN）—完全肠内营养（total enteral nutrition，TEN）—饮食 + ONS—饮食 + 营养教育。

（4）可从术后全流起开始 ONS，并根据耐受情况逐步向普通饮食过渡，监测患者化验结果，及时调整营养处方。

（五）感染科

（1）患者天冬氨酸转氨酶67 U/L，丙氨酸转氨酶145.17 U/L，既往有"小三阳"病史30余年，可按医嘱给予护肝药物治疗，患者出院后须继续到肝病门诊随诊，以保护肝功能。

（2）避免饮食不当增加肝脏负担，遵循少食多餐原则，避免暴饮暴食。患者为潮汕人，饮食习惯上喜欢吃咸菜、萝卜干，应给予改变，避免吃腌制、霉变食物。

（3）肝主疏泄，调畅情志，患者对病情及经济都较担忧，睡眠紊乱，建议可请心理科干预，给予疏导和放松训练，改善患者抑郁、焦虑等不良情绪，增强治疗信心。

（六）中医科

查患者神疲，主诉头晕胀痛，面色灰暗，耳赤、失眠多梦，唇色发绀，口干口苦，舌红、苔黄、脉细数。印象：肝阳上亢。治则：平肝潜阳。护理如下：

（1）一般护理：保持环境安静，避免声光刺激；头胀时可指导按压太阳穴、百会穴。

（2）饮食：以清淡为主，在血液内科、营养科专家建议饮食基础上可加食山楂，忌食辛辣刺激、肥甘厚腻之品。

（3）情志护理：运用五音疗法治疗，可在晚上7:00--11:00听"角调"音乐以梳理肝气，促进入眠，代表曲目有《胡笳十八拍》《春之声圆舞曲》《蓝色多瑙河》。

（4）中医外治法。予铜砭刮痧治疗，选经配穴：首刮手厥阴心包经，右侧尺泽穴，稳定上焦；再刮头部，从前发际到后发际以耳尖向上至百会穴为中心分为前后两段，分别刮拭，重刮百会穴、安眠穴、四神聪穴以调节睡眠。考虑患者肿瘤位于腹膜后，不适合刮两侧柴胡三线疏肝理气、平肝熄风，改为玫瑰花、菊花、桑叶、枸杞子泡茶饮，疏肝理气。

五、护理结局

患者入院后血压高、波动幅度大，头痛、心悸、多汗——高血压典型三联征反复出现，患者主诉PGL高血压发作时有濒死感，根据患者血压、心率波动情况，在遵医嘱予酚苄明口服的基础上，加用富马酸比索洛尔片口服，硝普钠静脉微泵注入控制血压。

2023年7月14日邀请多学科护理会诊，按多位心血管专科护士会诊意见，动态调整硝普纳入量，同时，关注液体扩容期间心功能，患者血压得到控制，头晕、头痛及心悸症状明显改善；按血液科会诊意见，指导患者亲属每天按食谱煮食、送餐，帮助患者纠正挑食习惯，改善贫血、营养不良，为手术做好储备；按营养专科护士指导意见，患者在基础饮食上添加营养制剂，少量多餐，患者及亲属配合度好，亲属能按食谱送餐，患者食欲转好，活动耐力增加；同时，经中医科专科予铜砭刮痧治疗调理，感染科予护肝药物治疗，患者夜间自主进入睡眠，睡眠时间增加。

2023年8月10日，患者在充分进行术前准备后，顺利进行手术，术后转ICU监护。8月14日由ICU转回泌尿外科，留置右颈中心静脉置管，监测CVP，进行液体管理，继续做好血压监测、VTE预防，在快速康复专科护士的指导下早期下床活动。

患者术后精神状态良好，血压稳定（图2-3-3），无四肢乏力（图2-3-4），活动耐力逐渐增强，下床活动逐渐增加；围手术期未发生静脉血栓，无伤口渗血、皮下血肿、黏膜出血等情况（图2-3-5、图2-3-6）；患者术后血红蛋白逐渐接近正常水平（图2-3-7），叶酸正常（图2-3-8），营养摄入能维持日常需要（图2-3-9），感染指标、肝功能指标逐步恢复正常（图2-3-10至图2-3-12），伤口愈合好，于2023年8月23日在家属陪同下出院。

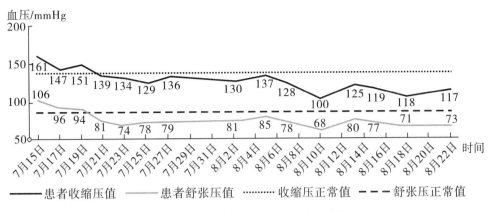

图2-3-3 患者MDT后血压波动趋势

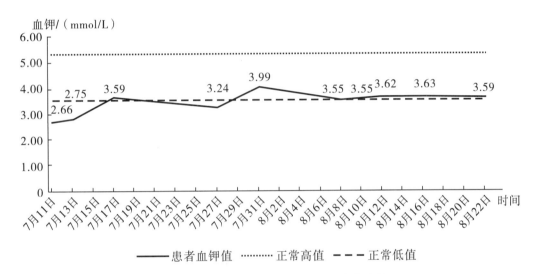

图2-3-4 患者住院期间血钾水平变化趋势

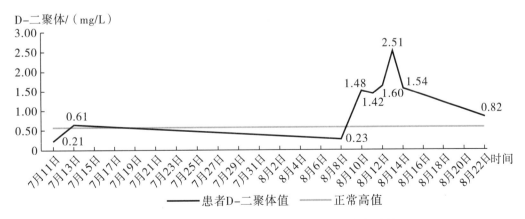

图2-3-5 患者住院期间D-二聚体水平变化趋势

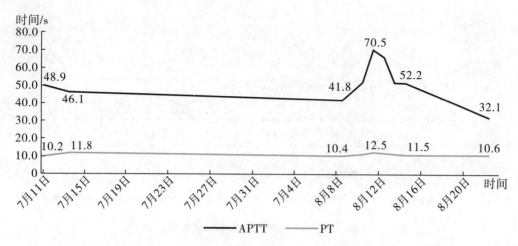

图2-3-6　患者住院期间 APTT、PT 水平变化趋势

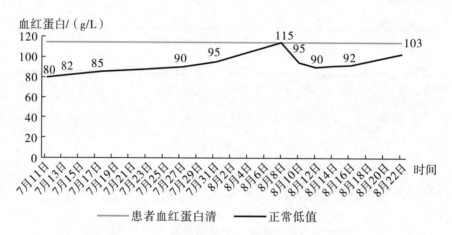

图2-3-7　患者住院期间血红蛋白水平变化趋势

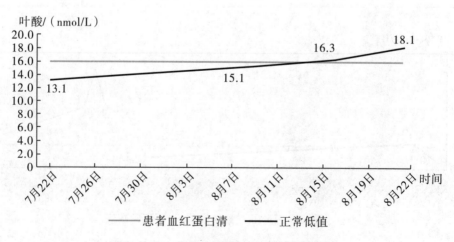

图2-3-8　患者住院期间叶酸水平变化趋势

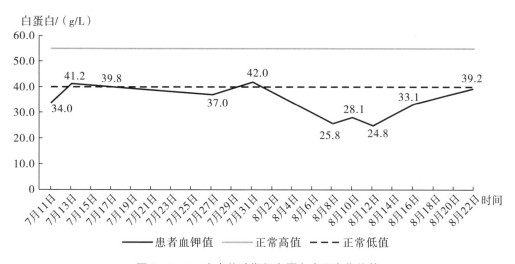

图 2 - 3 - 9　患者住院期间白蛋白水平变化趋势

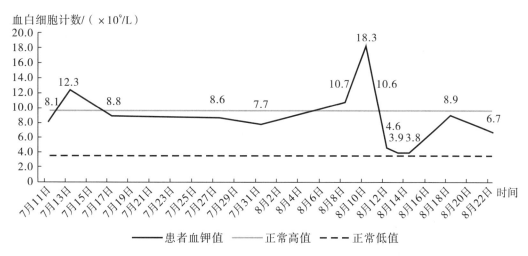

图 2 - 3 - 10　患者住院期间血白细胞计数变化趋势

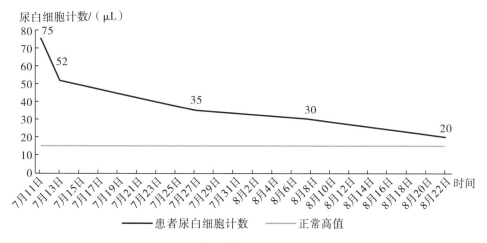

图 2 - 3 - 11　患者住院期间尿白细胞计数变化趋势

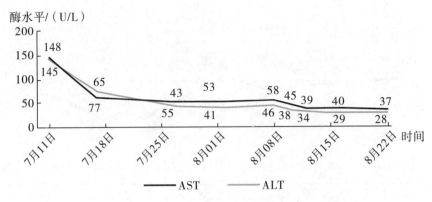

图 2-3-12 患者住院期间 AST、ALT 水平变化趋势

六、体会与反思

该病例为腹膜后副神经节瘤累及下腔静脉，手术前，患者血压高、血压波动大、口服药物降压效果欠佳，高血压典型三联征——头痛、心悸、多汗——反复出现，病情凶险、复杂，给患者带来巨大痛苦及心理恐惧。经多学科会诊，医护共同协助，术前给予患者酚苄明、富马酸比索洛尔片口服，硝普钠微泵注入控制血压、心率。同时，予液体扩容，查找贫血原因，纠正有效循环血量不足及贫血，改善肝功能及睡眠。患者术前准备充分，能够耐受手术。术前医生团队再次请麻醉科、心血管内科、血管外科、介入科、内分泌科多学科联合会诊，充分讨论术中风险，尤其关注瘤体与下腔静脉粘连紧密、边界不清，极易损伤下腔静脉导致大出血，术后可并发心力衰竭、缺血性脑卒中、肺水肿等问题，请多学科术中协助，共同应对风险、完成手术。在血管外科等科室的协助下，最终成功切除瘤体。术后转中心 ICU，持续进行心电监护、动脉测压、CVP 监测，及时发现并处理可能的心血管和代谢相关并发症。术后 48 小时，病情平稳后转回我科。术后重点关注患者血压情况；同时，术后因修复下腔动脉，须行抗凝治疗，在按医嘱应用抗凝药物治疗的同时，重点警惕出血的风险，观察有无伤口渗血、皮下血肿、黏膜出血等情况，监测患者凝血功能，平衡好抗凝及预防出血的关系。患者术后血压稳定，未出现低血压、VTE 等并发症。

护理 MDT 是以患者为中心，依托多学科团队为患者共同制订规范化、个体化、连续性的综合疗护方案，以减少护理并发症，改善患者结局。该患者手术的成功得益于医护团队对患者病情的重视、对手术风险的预见性，及时组织 MDT，集多学科、多部门技术优势和力量，为患者提供最优和最全面的治疗、护理。在以后的临床工作中，遇到急危重症、疑难病例应及时组织 MDT，发挥 MDT 的优势，缩短患者的住院时间，减少住院费用，促进患者早日康复，提高患者的满意度，提升医院整体影响力。

不足：由于 PGL 均有转移潜能，且尚无特定的组织学特征或肿瘤标志物能够用于诊断 PGL 的转移；结合患者的家庭、经济状况，为患者提供的随访指导较简单，需进一步细化。

七、专家点评

张莉，佛山市妇幼保健院，主任护师，护理部副主任

本病例在临床上较为罕见，且已出现血管侵犯，围手术期风险高。MDT 时机选择非常恰当，各专科护理专家根据患者的实际情况提出了个体化护理方案，方案中的措施具体且有针对性，同时融入了中医护理特色，对临床护士指导性很强。护理小组将措施落到实处，患者恢复过程顺利，护理上取得显著效果。建议明确使用降压药期间的血压控制范围，以更好地指导临床护士进行血压控制管理。作为围术期护理，建议术后与各学科紧密联系，根据患者的术式及恢复情况，指导患者确定合适的下床活动时机及细化活动量，以降低出血和 VTE 的风险。在患者出院前，须作全面评估，并提供居家监测和门诊复诊的指导。此外，做好随访工作也是确保患者出院后健康的重要一环。通过定期随访，及时发现并处理潜在的健康问题，为患者的康复提供全方位的支持和保障。

（案例来源：广州医科大学附属第二医院）

（张巧珍　俞丹　彭苗）

参考文献

[1] 陈丽如，朱明炜，杨桦. 2021 肠外肠内营养学学术进展［J］. 中华临床营养杂志，2021，29（6）：363－367.

[2] 樊华，李汉忠，纪志刚，等. 嗜铬细胞瘤/副神经节瘤术中血压骤升的临床特征分析（附单中心 219 例报告）［J］. 中华泌尿外科杂志，2019，40（4）：267－271.

[3] 黄健，张旭. 中国泌尿外科和男科疾病诊断治疗指南：2022 版［M］. 北京：科学出版社，2022：293－305.

[4] 许祖存，李静，胡新春，等. 护士主导的多学科协作干预对外科术后静脉血栓栓塞症的预防效果［J］. 中国实用护理杂志，2020，36（7）：495－500.

[5] 中华医学会内分泌学分会. 嗜铬细胞瘤和副神经节瘤诊断治疗专家共识（2020 版）［J］. 中华内分泌代谢杂志，2020，36（9）：737－750.

[6] 张玉石，李汉忠. 从 2022 年 WHO 分类看副神经节瘤与嗜铬细胞瘤相关概念的更新及解读［J］. 中华泌尿外科杂志，2022，43（11）：807－811.

[7] 中华医学会肠外肠内营养学分会. 中国成人患者肠外肠内营养临床应用指南（2023 版）［J］. 中华医学杂志，2023，103（13）：946－974.

案例四

1 例腹膜后肿瘤切除合并髂动脉成形术患者的护理

一、引言

腹膜后肿瘤是指发生于腹膜后间隙的肿瘤，但不包括来源于肾及肾上腺、输尿管、胰腺等腹膜后位器官的肿瘤。腹膜后肿瘤是一类疾病，其症状主要涉及腹部、盆腔、消化系统和泌尿系统等多部位。

腹膜后肿瘤的临床症状以腹痛最为常见，还会出现腰背痛、腿痛。在泌尿系统的表现主要包括：当肿物压迫膀胱时会出现尿频、尿急、排尿困难、尿潴留等症状；压迫肾脏、输尿管可引起肾盂积水，严重者可出现少尿、无尿等肾功能衰竭症状。

二、案例资料

（一）病史资料

本案例病史资料见表 2 - 4 - 1。

表 2 - 4 - 1　病史资料

项目	内容
一般资料	姓名：邱某　　　性别：女　　　　　年龄：68 岁 职业：退休护士　学历：高中　　　身高：160 cm 体重：55 kg　　　BMI：21.48 kg/m²　入院日期：2022 年 6 月
主诉	患者 1 年余前自觉左侧下腹有轻微酸痛，伴尿意，排尿后自觉腹部酸痛好转，现因左下腹酸痛加重 3 个月来我院就诊
现病史	2022 年 5 月 26 日行腹腔肿物穿刺活检术，病理提示（腹腔）具有平滑肌分化的梭形细胞肿瘤，至少为恶性潜能未定或者低度恶性肿瘤，需要与胃肠间质瘤或其他梭形细胞肿瘤相鉴别
既往史	痛风 1 年余，高血压；2007 年因左侧腹部血管平滑肌瘤行手术治疗
入院诊断	腹膜后肿瘤

（二）检查结果

2022 年 5 月 19 日正电子发射计算机体层显像（positron emission tomography and computed tomography，PET/CT）提示：盆腔左侧腹膜后肿块，糖代谢水平增高，考虑间

叶源性恶性肿瘤可能性大；累及左侧输尿管，与左髂总血管及左侧腰大肌分界不清。右肺中叶结节，糖代谢水平增高，首先考虑转移瘤。

（三）治疗过程

（1）2022 年 6 月 9 日行腹膜后病损切除术（左侧）、部分输尿管切除术（左侧）、输尿管支架置入术（左侧）、髂动脉成形术（左侧）、髂动脉取栓术、内膜剥脱术、动静脉修复术，术后转 ICU 继续治疗。

（2）2022 年 6 月 24 日转回我科病房，带入胃管、锁骨下静脉穿刺管、右腹股沟血透管、左伤口引流管、尿管。体查：神志清，可对答，疲惫面容；左腰部瘀斑 25 cm × 16 cm，右腰部及左手部皮肤瘀黑；巩膜及全身皮肤黄染；吞咽功能差，饮一勺水易引起咳嗽、呛咳；四肢软弱无力，伴有双下肢水肿。

（3）2022 年 6 月 25 日，患者有腹痛、腹泻、胃纳差，仍有吞咽功能差，易呛咳等症状。

（4）心理健康状况：寡言少语，神情淡漠，间中出现神志模糊、胡言乱语的表现。

（5）家庭、社会支持状况：长期陪伴者为患者女儿，关系良好；家庭经济条件较好。

（四）专科评估

双上肢肌力 4 级，双下肢肌力 2 级；NRS 2002 评分为 5 分，高营养风险。

三、拟解决疑难护理问题

（1）患者在 ICU 留置胃管 15 天，曾出现缺氧缺血性脑病，现出现吞咽障碍，如何指导饮食和防止误咽，保证术后营养摄入？

（2）患者肝功能差合并胆囊炎，如何加强营养尤其是蛋白质的摄入，保证伤口愈合？

（3）血管成形术后的患者，出现肌力下降，暂不能下地活动，踝泵运动及下肢治疗仪等机械运动防范措施无法实施，如何进行有效的深静脉血栓防护？怎样采取早期肢体活动干预及后期康复指导？

（4）患者在 ICU 卧床 15 天，返病房后寡言少语、神情淡漠，间中出现意识模糊、胡言乱语的表现，同时患者有黄疸、肝功能下降，这种情况如何辨别是肝性脑病前期、ICU 综合征、缺氧缺血性脑病还是存在心理问题？

四、多学科护理会诊

受邀护理专科：老年专科、营养专科、血管与整形外科专科、精神与心理专科。

（一）老年专科

1. 促饮食功能恢复——吞咽功能评估

6 月 27 日：患者吞咽功能差，饮一勺水易引起咳嗽、呛咳，不符合自行进食条件。

6 月 29 日：患者吞咽功能尚可，误吸风险大，可进食 2 ～ 3 mL 即 1 ～ 2 勺流质食物。

2. 专科护理方案

1）吞咽功能锻炼。

（1）头颈控制训练：身体朝前坐正，分别向前后左右各方向做旋转运动，每个动作持续 5 秒再回正中位。

（2）颊肌运动：要求患者轻张口后闭上，然后做鼓腮动作，每天 2 次，每次重复 5 遍。

（3）咳嗽训练：咳嗽是机体清除进入喉内异物的一种条件反射。咳嗽的主要目的是增加腹肌的肌力，有利于完成吞咽动作。

2）摄食训练。当患者吞咽功能尚可时，可以进行摄食训练。

（1）体位：选择既有代偿作用且又安全的体位。一般采取床头抬高 30° ～ 45° 的半坐卧位，头部前屈。

（2）食物的形态：应选用稠厚的液体，如米糊、浓汤等。

（3）进食的量：建议每次喂食 2 ～ 3 mL（1 ～ 2 勺）流质食物。

（4）用力吞咽：让患者将舌用力向后移动，帮助食物推进和通过咽腔，以增大口腔吞咽压，减少食物残留。

（二）营养专科

1. 营养摄入情况评估

6 月 24 日，患者经鼻胃管管饲肠内营养素后出现腹痛腹泻，13 次/天。6 月 25 日，患者胃肠不耐受，停用肠内营养素，予静脉补液治疗。6 月 28 日，患者胃纳不佳，术后存在营养不良，NRS 2002 评分为 5 分，属高营养风险；营养综合评定为中至重度营养不良，中度贫血。予管饲止泻匀浆膳 150 mL（每天 3 次），总能量 600 kcal，蛋白质 23 g。7 月 4 日，患者已开始经口进食，餐中加服即食谷物粉，能量摄入约 247.8 kcal。7 月 5 日，患者自诉不愿口服即食谷物粉，每餐摄入约 150 mL 肉粥或白粥。

2. 专科护理方案

患者目前胆囊炎、肝肾功能较前好转，饮食以适量蛋白质、低脂、低胆固醇为宜，能量可增加至 1600 kcal，每天蛋白质摄入量可以达到 50 g。可以尝试增加口服营养素的次数，若患者不愿口服即食谷物粉或营养素单一，可以联合其他营养素。患者目前舌苔较厚，可以选择带有舌苔刷的牙刷，平时注意口腔卫生，口腔清洁可以提高患者的食欲以及改善胃纳情况。设置营养动态观察表，记录患者每天进食量、种类、大便次数，有无腹胀，计算患者每天摄入蛋白、能量的情况并及时调整方案。

（三）血管与整形外科专科

1. VTE 预防及下肢肢体功能活动恢复评估

患者 6 月 9 日手术，术后转 ICU 治疗，6 月 24 日转回普通病房，体查：患者四肢软弱无力，在没有帮助下无法起身，经常出现躺在床上身体下滑的情形，双上肢肌力 4 级，双下肢肌力 2 级，伴有双下肢水肿。

2. 专科护理方案

6 月 29 日会诊：患者四肢软弱无力，双上肢活动度好，但抬高无法维持较长时间；双下肢在无帮助下无法抬起，在床上平移较吃力。指导患者进行双上肢抬高练习，每天 3 ～ 4 次，每次 5 组，每组约 5 秒。指导家属对患者双下肢进行被动直腿抬高、下肢屈伸练习。

7 月 1 日会诊：患者双下肢皮肤温度正常，足背动脉搏动好，伴有双下肢水肿，髂动脉手术术后恢复时间约为 2 个星期，现为术后第 21 天，但患者有双下肢肌力减退症状，可能与术中、术后大脑缺氧缺血及肿瘤本身对神经的压迫有关，仍须密切观察患者血常规、凝血四项、下肢血管彩超情况等，预防深静脉血栓的发生。目前患者粪潜血试验阳性，在凝血功能好时建议使用小剂量抗凝药，穿梯度加压弹力袜，可以在白天和夜间均穿着，直至活动量不再减少或恢复至疾病前活动水平。继续加强患者下肢功能锻炼，可进行按摩，踝泵运动的主动及被动运动。

7月4日会诊：患者肌力情况较前好转，但仍不能自行翻身，要指导并协助患者循序进行肢体的功能锻炼，防止出现肌肉萎缩、废用综合征等问题，促进早期恢复基本日常生活的能力。必要时可以请康复科协助肢体的功能锻炼，可加予针灸等理疗。

（四）精神与心理专科

1. 神经精神意识评估

患者返病房后寡言少语、神情淡漠，间中出现意识模糊、胡言乱语的表现，同时患者有黄疸、肝功能下降、血氨升高等现象。

2. 专科护理方案

患者目前是嗜睡状态，言语刺激可睁眼，对答切题，对人物、时间、地点、定向正确，但出现远期记忆力及既往认知功能下降。目前这种状态更多是躯体疾病导致的改变，并且患者发生昼夜节律的改变，睡眠日夜颠倒，影响疾病的治疗及恢复。即便患者病情恢复，如果仍出现昼夜节律的改变，会增加照料者的负担，影响患者的社会功能。在睡眠节律方面，现阶段要改变患者昼夜节律的问题，可增加白天刺激唤醒患者的次数，在治疗时多与患者沟通，建立睡眠动态观察表，记录白天与晚上的睡眠时间，适当延迟白天睡眠时间，增加晚上睡眠时间。在认知功能方面，可以经常与患者问答，告诉患者时间，设置一些简单的益智类游戏，通过看电视了解信息等。在家属支持方面，鼓励患者与其他家属联系，可以电话聊天，视频通话等，给予患者更多的情感支持、心理支持和适当的健康信息支持。动态评估患者精神行为状况，必要时再次会诊。

五、护理结局

7月4日，患者吞咽功能恢复好，已开始自行经口进食20～30 mL流质饮食，没有出现呛咳。

7月6日，患者吞咽功能恢复，予拔除胃管，经口进食，每天摄入1500 mL左右的半流质饮食，没有出现呛咳、咳嗽等症状。

6月25日，通过静脉营养补充，基本能保持每天需要能量的摄入。7月6日通过教育，患者及家属能意识到，充足的营养及能量摄入有助于改善患者营养不良情况，患者已开始进食豆浆、鸡蛋羹、肉汤等食物。患者每天保持刷牙，口腔清洁卫生有所改善。此后患者胃纳较好，食欲可，大便次数正常，没有腹胀、腹泻等情况。NRS 2002评分复评为4分。

7月6日，患者躺在床上较前只有轻微下滑的情形，有足够肌力保持床边坐位，可自行翻身，自动协助双下肢屈起，经搀扶可下地站立。肌力恢复良好，双上肢肌力可达到正常肌力，右下肢肌力为3级，左下肢肌力为2级，双下肢肿胀较前消退，白天下床活动次数较前增多。凝血功能较前好转，没有发生深静脉血栓。

通过增加白天唤醒患者的次数，加强与患者的交流，患者白天睡眠时间较前缩短。但是，患者家属认为患者晚上睡眠时间较短，休息不足，白天与患者的交流过少，患者也没有参与视频通话、看电视等其他活动，因此，继续加强对家属的教育指导，告知其昼夜节律恢复对减轻患者及家属自身压力情况的重要性。此后患者白天睡眠时间较前缩短，逐步恢复正常的昼夜节律，认知功能方面有所改善。于 7 月 13 日康复出院。

六、体会与反思

（1）针对专科手术（如腹膜后肿物或肾癌癌栓手术合并血管置换术或成形术）后的患者 VTE 预防，将建立特殊化的预防深静脉血栓护理指引。

（2）针对该病例，患者睡眠昼夜节律的改变也会影响照顾者的睡眠节律，带来焦虑情绪。而在本案例护理过程中，将心理护理延伸至照顾者的意识不强，未来应积极推动患、陪心理建设一体化。

七、专家点评

郑莉，南方医科大学南方医院泌尿外科，副主任护师

腹膜后肿瘤在临床比较少见，占全身恶性肿瘤中的 1% 以下，60% ～ 90% 为恶性肿瘤，生长部位深，周围器官多，临床表现缺乏特异性，易导致诊断困难。最有效的治疗方式是外科手术治疗，它是患者获得潜在治愈机会的最佳手段。

该案例是一个原发性腹膜后肿瘤的案例，病变部位累及左侧输尿管、左髂总血管及左侧腰大肌等。受病情严重程度、基础疾病情况、治疗时机以及个人体质等因素影响，患者的手术、护理难度高，MDT 的作用尤显重要。由老年专科护士、营养专科护士、血管与整形外科专科护士、精神与心理专科护士等护理人员共同组成多学科协作小组，对该病例进行讨论，规划出适合患者的个体化护理方案，从而让患者获得合理治疗，顺利出院。

充分的术前准备、稳健的手术操作、扎实的外科技术、个性化的精准护理、正确的判断以及多学科团队协作才能真正使患者通过手术长期受益。因此，多学科协作不仅可以在手术后管理中开展，亦可根据病情在围术期灵活开展。在多学科协助团队中，康复技师也同样发挥着不可缺少的作用，医、护、技多学科协作近年来也越来越受到大家的重视。此外，除了根据患者主观感受、临床表现等方式进行效果评价，结合客观数据也能评估治疗护理效果，同时有利于后期随访及跟踪。

腹膜后肿瘤虽发病率低却涵盖了数十种组织学类型和生物学行为各异的肿瘤，加之解剖结构特殊和瘤体巨大，给相关决策的制订及实施提出了更高的技术和护理要求，也给相关的医疗机构在专家团队、仪器设备、诊疗模式等临床和科研各方面提出了更高要求，为保证医疗质量和安全，对疑难复杂的手术开展多学科协助管理是非常必要的。

本案例为泌尿外科临床护理疑难病例 MDT 的优秀案例，值得推荐。

（案例来源：广东省人民医院）

（蒋凤莲　朱翠　刘双　吴苑玲）

参考文献

［1］ 袁美玲，魏丽丽，谷如婷，等. 心脏术后气管插管拔除患者吞咽功能管理的研究进展 ［J］. 护理学杂志，2022，37（8）：104 - 107.

［2］ 张有文，杨凌，白岫丹，等. 励·协夫曼言语训练对脑梗死病人吞咽功能、嗓音质量和日常生活能力的影响 ［J］. 护理研究，2021，35（16）：2864 - 2868.

［3］ 孙乔，张腾松，关纯，等. 不同营养评估工具在 ICU 患者营养状况评估中的应用比较 ［J］. 中华危重病急救医学，2020，32（1）：72 - 77.

［4］ 徐昱璐，顾莺，任平，等. 先天性心脏病危重患儿肠内营养监测评估的证据应用 ［J］. 护理学杂志，2022，37（8）：22 - 24.

［5］ 黄蓉，袁青，屈万明，等. 老年骨科 Caprini 风险评估高危患者静脉血栓预防护理 ［J］. 护理学杂志，2021，36（15）：36 - 38.

［6］ 范志英，焦文仓，王亚红，等. 间歇充气加压装置不同使用时长对预防腰椎融合术中患者静脉血栓的效果评价 ［J］. 中华护理杂志，2022，57（4）：449 - 454.

［7］ 陈佳星. 重症监护病房心血管病患者 ICU 综合征的危险因素分析 ［J］. 护理实践与研究，2021，18（11）：1630 - 1633.

［8］ 夏爽，贺文静，杨旭红，等. 团队式早期康复护理对预防危重症机械通气患者 ICU 综合征及预后的影响 ［J］. 护理实践与研究，2021，18（24）：3701 - 3704.

— 案例五 —

1例回肠代膀胱术后造口周围皮炎伴乳糜漏患者的护理

一、引言

造口周围皮炎是皮肤暴露于小便中而引起的一种炎症，主要表现为造口周围皮肤潮红、充血、水肿、糜烂、溃疡、局部剧痛等炎症反应。乳糜漏是回肠代膀胱术后的并发症之一，会导致大量水分、电解质、蛋白质及淋巴的丢失，使机体发生低蛋白血症、代谢及免疫功能紊乱，引起术后感染等严重后果。本案例患者术后同时存在造口及乳糜漏的相关护理问题。

二、案例资料

（一）病史资料

本案例病史资料如表 2 – 5 – 1 所示。

表 2 – 5 – 1　病史资料

项目	内容		
一般资料	姓名：谢某	性别：男	年龄：53 岁
	职业：装修工	学历：大专	身高：168 cm
	体重：100 kg	BMI：35.42 kg/m^2	入院日期：2021 年 4 月
主诉	入院前 3 个月内出现间中全程肉眼血尿		
现病史	患者入院前 3 个月余无明显诱因出现肉眼血尿 1 次，表现为全程血尿，无伴血块，无尿频、尿急、尿痛，无腰腹部疼痛，未予重视。15 天前出现尿频尿急，约 8 次/晚，仍有血尿，伴下腹部胀痛。就诊于当地医院，行 CT 提示：右侧膀胱三角区及左后壁结节，考虑新生物可能		
既往史	5 年前在外院行痔疮切除术，糖尿病病史 1 年余		
入院诊断	膀胱肿物		

（二）检查结果

双肾 + 盆腔 CT 提示：多中心膀胱癌可能性大，可疑侵犯前列腺，肿块累及右侧输尿管口。

膀胱镜检提示：浸润性乳头状尿路上皮癌。

（三）治疗过程

（1）完善各项检查后于4月12日在全麻下行机器人辅助腹腔镜下膀胱根治性切除＋回肠代膀胱术。术后留置双侧输尿管支架管及盆腔引流管，予抗生素、护胃、营养等治疗。

（2）4月23日：术后第11天发现盆腔引流管引流液呈乳白色，予乳糜试验，结果为阳性；此后盆腔引流管引流量为（400～500）mL/24 h。5月10日盆腔引流液呈乳白色的状态下，乳糜试验为阴性；5月11日复查结果为阳性。

（3）术后第15天给予患者回肠代膀胱造口护理时，发现造口周围皮肤发生了皮炎，表现为潮红、充血、水肿、糜烂等炎症反应且造口发生漏尿，造口周围皮肤处于潮湿状态，难以愈合。

（四）专科评估

造口周围皮肤评估表评分（DET评分）为5分。NRS 2002评分为4分，中危。营养评估：营养不良（肥胖型）。

三、拟解决疑难护理问题

（1）患者肥胖，术后出现造口回缩、造口周围皮肤凹陷及刺激性皮炎，如何有效护理？

（2）患者出现乳糜漏，做好戒脂饮食指导的同时如何保证术后营养供给，促进伤口愈合？

（3）患者合并有糖尿病病史，戒脂饮食导致患者食欲不佳，如何做好术后血糖管理，保持血糖稳定？

（4）乳糜试验结果出现假阴性的原因及标本留取注意事项是什么？

四、多学科护理会诊

受邀护理专科护士：造口专科护士、糖尿病专科护士、营养专科护士、泌尿外科专科护士。

（一）造口专科

1. 造口评估

患者体型肥胖、腹部膨隆明显，造口周围皮肤不平坦，使患者粘贴造口底盘的难度大大增加；选择底盘不合适，导致粘贴不牢固；家属操作手法生疏；离床活动动作不规范，导致造口底盘松脱，发生尿液渗漏。

造口周围皮肤评估表（表2-5-2）是对患者造口周围皮肤的健康状况进行量化评估的工具，评估内容包括变色（discolouration，D）、浸渍/溃疡（erosion，E）、组织增生（tissue overgrowth，T）3个症状和受影响的造口周围皮肤面积、造口周围皮肤受损的严重程度2个维度。每个症状受影响的皮肤面积的大小分别计0～3分，严重程度计1～2分，造口周围皮肤健康状况总分为0～15分。分数越高，表明造口周围皮肤损害的程度越高。

表2-5-2 造口周围皮肤评估表

项目		0分	1分	2分	3分
变色（D）	D1：评估皮肤色泽异常的面积	皮肤正常	皮肤异常面积<25%	25%～50%的皮肤受损或受影响	50%的皮肤受损或受影响
	D2：评估皮肤色泽，受损的严重程度	—	轻度发红	深红色/浸润明显	—
浸渍/溃疡（E）	E1：评估皮肤糜烂的面积	没有侵蚀	粘贴部位皮肤受损的面积<25%	粘贴部位皮肤受损的面积为25%～50%	粘贴部位皮肤受损的面积>50%
	E2：评估皮损的严重程度	—	皮损表现为表皮炎症	皮损引起出血或疼痛	—
组织增生（T）	T1：组织过度生长的面积	没有组织增生	粘贴部位组织过度生长的面积<25%	粘贴部位组织过度生长的面积为25%～50%	粘贴部位组织过度生长的面积>50%
	T2：组织过度生长的严重程度		有任何组织增生	出现疼痛或出血	

根据造口周围皮肤评估，该患者的 DET 评分为 5 分。主要包括变色（D）面积 25%～50%（2 分），变色严重性（1 分）；浸渍/溃疡（E）面积<25%（1 分），浸渍/溃疡累及表皮（1 分）；无组织增生（T）（0 分）。

2. 专科护理方案

（1）造口底盘的选择。评估确定患者发生造口周围皮炎主要与患者体型肥胖、造口低平、造口周围皮肤凹陷，导致漏尿刺激皮肤有关。根据指导，为患者使用凸面底盘和防漏膏填平造口周围凹陷皮肤，预防继续漏尿。

（2）刺激性皮炎的护理。患者造口周围皮肤出现潮红、充血、水肿、糜烂等炎症反应且造口发生漏尿，造口周围皮肤处于潮湿状态，难以愈合。造口护肤粉应用于造口周围皮肤，具有良好的吸湿性，促进浅表破溃皮肤的修复。应用皮肤保护膜在皮肤表面形成保护，隔离黏胶、便液的刺激。防漏膏应用于填平造口周围皮肤，使其平整，防止渗漏。腰带用于固定造口底盘，减少身体活动对底盘的影响，避免底盘移位导致尿液渗漏。清水清洗造口及周围皮肤，晾干皮肤；均匀喷撒造口粉于皮炎处，局部停留3～5分钟；扫除多余的造口粉，喷 3M 液体敷料，待干成膜；沿造口周围涂防漏膏，并涂抹平整；检查造口周围皮肤是否干燥、清洁，粘贴造口底盘；轻轻按压造口底盘，由内到外，将手搓热并按压捂紧底盘 2 分钟，加强造口底盘的贴合。

（3）更换造口袋的注意事项。嘱患者选择在晨起进餐前更换造口袋，此时排泄物较少，便于操作；粘贴时采取立位或卧位以保持皮肤平整；底盘中的果胶成分受人体体温影响后逐渐产生黏性并与皮肤粘紧，必要时可使用电吹风加速底盘与皮肤的黏合；粘完后按压数分钟并且 30 分钟内避免剧烈运动；佩戴腰带以增加黏附力，避免牵拉，能适当延长使用时间。造口袋应在所用造口底盘上标示的有效期内使用，一般不超过 7 天，如发现底盘发白部位距造口边缘处小于 1 cm 或有渗漏现象，及时给予更换；当尿液量达集尿袋的 1/3 ~ 1/2 要及时倾倒；教会患者及家属使用造口保护产品，并按照操作步骤更换造口底盘，提高患者造口自我护理能力。

（4）指导患者及家属行造口自我护理。第二次会诊时，患者皮炎明显好转，此次指导患者配偶行底盘更换并评估皮肤转归情况。因为家属首次操作，手法生疏，建议以后挑选晨起时，分泌尿液较少的时间更换底盘，避免因更换时间长而导致尿液流出，使周围皮肤受刺激，可提高护理效果，增强患者及家属造口自我护理的信心。第三次会诊时，患者皮炎治愈，为患者提供多种类型的凸面底盘，让患者挑选较为方便且适合自己的造口底盘，指导患者日后外出活动时使用造口底盘配套的腰带进行底盘固定，可延长底盘使用时间，避免活动导致的底盘渗漏或脱落。

（5）宣教：注意控制体重，以免加重造口回缩及造口周围皮肤凹陷。

（二）糖尿病专科

1. 评估

患者 1 年前确诊糖尿病，在当地口服中药好转后未予规范治疗，未规律监测血糖，血糖控制情况不详。自诉平素饮食较规律，不喜食甜品、饮料、粥等。但活动量较少，体型肥胖，BMI 为 35.43 kg/m²。患者自诉其家人均为体型肥胖，其父亲患糖尿病 30 余年。患者目前三餐前口服阿卡波糖 100 mg + 睡前皮下注射甘精胰岛素注射液 14 个单位控制血糖，血糖控制情况一般，空腹血糖 5.9 ~ 7.7 mmol/L，术前三餐前血糖 8 ~ 10 mmol/L。患者食欲一般，进食量较少，未在医院订糖尿病餐，每餐中进食西瓜。患者未掌握血糖监测及胰岛素注射相关技术。

2. 专科护理方案

（1）建议患者在医院订餐，在控制总热量为 1500 ~ 1700 kcal/d 的情况下多样化搭配食物；建议患者在两餐中间进食少量水果，尽量不要在餐中进食水果，如果确实需要在餐中进食，可选择新鲜黄瓜、西红柿、番石榴等低糖蔬果；由于患者白蛋白水平偏低（38 g/L），按营养专科建议每天增加蛋白质摄入，早餐或睡前可进食蛋白粉；鼓励患者每天在病区适当活动，每天活动 15 ~ 30 分钟。

（2）患者拟出院后继续使用胰岛素治疗，但患者对胰岛素认识不足，未掌握胰岛素注射方法，未认识到血糖监测的重要性。向患者讲解胰岛素使用和血糖监测的重要性和必要性，解除患者的顾虑。与患者共同制订出院后的血糖监测方案，出院后 1 个月内每天监测 1 ~ 2 次，血糖控制目标为空腹血糖达 4.4 ~ 7 mmol/L，餐后 2 小时血糖小于 10 mmol/L；示范胰岛素规范注射方法，并讲解相关注意事项，发放血糖管理手册。待伤口恢复后，进行规律运动，将体重控制在 64 ~ 70 kg。建议出院 1 个月后至内分泌科专科及糖尿病教育门诊复诊。

（三）营养专科

1. 营养评估

患者行膀胱根治性切除术、回肠代膀胱术后，既往有糖尿病病史，血糖控制一般。身高 169 cm，5 月 11 日体重 90 kg，BMI 31.5 kg/m²，体重较入院时下降 9 kg。实验室检查：5 月 10 日血红蛋白 111 g/L，白蛋白（albumin，Alb）36.58 g/L↓；5 月 11 日术后伤口引流液乳糜试验（＋）。NRS 2002 评分：4 分，有营养风险。营养评估：营养不良（肥胖型）。

2. 专科护理方案

（1）5 月 11 日会诊：建议进行戒脂饮食，3 餐/天，增加鸡蛋白、去皮鸡胸肉、瘦肉等高蛋白食物及绿叶蔬菜的摄入。另，口服蛋白粉［建议正常人的蛋白质摄入量为 1 g/（kg·d），血液透析患者的蛋白质摄入量为 1～1.2 g/（kg·d）］，3 次/天，增加蛋白质摄入。每天进食适量水果，选择血糖生成指数低的水果，如樱桃、李子、梨、苹果等。每天膳食摄入总量控制在 1200 kcal。

（2）5 月 14 日术后伤口引流液乳糜试验（＋），5 月 17 日随访：患者未严格遵照戒脂饮食，未控制水果的摄入量，蛋白粉每天口服 1 次（250 mL），血糖控制一般。再次宣教戒脂饮食及血糖控制的必要性，根据患者的饮食习惯提供饮食方案，强调蛋白粉每天应按照原方案摄入足够量。

（四）泌尿外科专科

1. 乳糜试验标本结果假阴性原因分析

5 月 10 日，患者伤口引流管引流液呈明显乳白色，但乳糜试验结果却为阴性，存在护士留取标本方式错误的可能性。乳糜漏引流液呈乳白色，主要成分是甘油三酯、白蛋白、卵磷脂和胆固醇。引流液静置后分为 3 层，上层为脂肪，中层为乳白色液体，下层为含有红细胞和白细胞的粉红色沉淀物。一般认为如果引流液中甘油三酯的含量超过 1.13 mmol/L 或乳糜微粒的含量超过 4%，应诊断为乳糜漏。询问 5 月 10 日留取乳糜试验标本的责任护士，是直接在引流袋出口抽吸液体送检。甘油三酯因密度低浮于引流液表层，采集标本前，没有充分摇匀袋内液体，抽吸液以下层物质为主，标本中甘油三酯或乳糜微粒含量过低，导致假阴性结果。

2. 乳糜试验标本留取注意事项

建议分离引流袋，直接从引流管口抽取标本送检。如在引流袋出口处抽吸标本送检，采集前，必须充分摇匀袋内液体。必要时双人配合，一人持续摇匀，另一人以注射器抽吸液体。保证引流袋中甘油三酯或乳糜微粒分布均匀，确保试验结果准确。

（五）泌尿外科专科护士/责任护士护理措施实施

1. 造口周围皮炎的护理措施

根据造口专科护士指导，使用凸面底盘和防漏膏填平造口周围凹陷皮肤，预防继续漏尿；同时使用造口粉和 3M 液体敷料进行皮炎的处理和皮肤的保护，使用流程为：喷洒造口粉—扫除多余造口粉—喷洒 3M 液体敷料—待干成膜—防漏膏绕凸面底盘一圈，涂抹均匀—将底盘从下至上紧贴皮肤—用手搓热捂紧底盘 2 分钟，并指导患者更换体位时用手捂住造口底盘。

责任护士密切关注患者的造口底盘情况，如有渗漏及时更换并记录皮肤转化情况。

造口专科护士跟踪造口周围皮炎转归情况，调整凸面底盘型号，为患者选择最合适的凸面底盘。

责任护士按照科室造口护理流程指引，结合造口专科护士的操作指引，教会患者及家属使用造口保护产品，并按照操作步骤更换造口底盘，提高患者造口自我护理能力。

2. 乳糜漏的护理措施

要求患者严格执行戒脂饮食，建议患者在医院订戒脂餐。

根据患者营养评估结果制订患者的营养实施方案，该患者实验室检查结果显示白蛋白水平偏低，指导患者进食高蛋白含量的乳清蛋白，以保证每天摄入足够的蛋白质并密切跟踪生化检验指标。

请营养师配制符合患者口味的戒脂餐，同时控制患者每天的膳食能量摄入量在1200 kcal，责任护士密切跟踪患者的饮食情况和血糖波动情况，并做好记录和交接班。

动态观察患者的引流变化情况并及时准确做好护理记录。每次规范留取乳糜试验标本，跟进乳糜试验结果以及患者的 CT 检查对比情况，确保实验室检查结果与患者实际情况一致。

五、护理结局

（1）患者术后第 2 周造口周围皮肤刺激性皮炎较为严重，干预后第 3 天较前好转，干预后第 2 周治愈；患者及家属已掌握造口底盘的更换方法，可口述相关的注意事项，效果良好（图 2 - 5 - 1）。

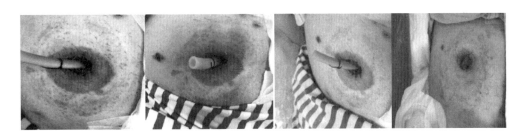

图 2 - 5 - 1　造口周围皮肤情况

注：从左到右分别为 4 月 26 日、4 月 28 日、5 月 5 日、5 月 14 日的造口周围皮肤情况。

（2）患者接受在医院定制糖尿病餐，并将西瓜等高糖水果更换成番茄等，食欲不佳时采取少量多餐的方式进食，饮食调整的同时密切观察血糖波动情况；患者每天在病区活动 20 分钟左右；患者已了解胰岛素使用和血糖监测的重要性和必要性，承诺能按医嘱注射胰岛素及监测血糖，通过学习，已基本掌握胰岛素注射步骤及注射部位轮换技术等；患者近一周空腹血糖为 5.9 ～ 7.7 mmol/L，睡前血糖为 6.5 ～ 9.0 mmol/L。

（3）经过营养专科护士及营养师的食谱搭配，患者同意在医院定制戒脂饮食，2021 年 5 月 21 日经过 10 天的戒脂饮食，伤口乳糜试验转为阴性（表 2 - 5 - 3），且引流量较前明显减少（图 2 - 5 - 2），白蛋白水平较前上升（38 g/L）。

表 2 - 5 - 3　乳糜试验结果表

检查日期	试验结果
4 月 23 日	+ *
4 月 28 日	+
5 月 10 日	- **
5 月 11 日	-
5 月 14 日	+
5 月 17 日	+
5 月 21 日	-
5 月 23 日	-
5 月 26 日	（出院）

＊：" ＋"表示阳性结果。

＊＊：" －"表示阴性结果。

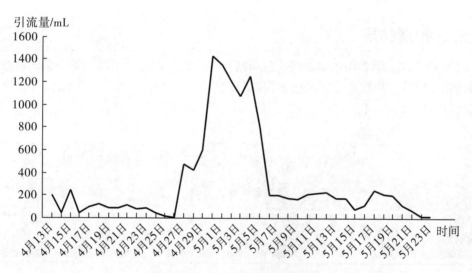

图 2 - 5 - 2　盆腔引流量变化趋势

六、体会与反思

对于皮肤情况差的患者，特别是尿路造口患者，因为尿液流动性大，容易从造口溢出，建议常规使用防漏膏；一定要指导家属，让家属亲自实践，掌握更换底盘步骤，同时建议将更换底盘的时间确定在早上起床时尿液较少的时候，这也是避免尿液刺激的有效途径；而且每次更换后指导患者用手捂住底盘，让底盘更好地与造口周围皮肤黏合。如本案例中较为肥胖的患者，应动态关注患者体重、体型变化，选用合适的造口底盘。因腹部膨胀明显，应指导患者变换体位时用手捂住底盘，避免腹部皮肤出现皱褶导致底盘渗漏。

术前进行造口定位非常必要，造口定位是提高造口患者术后生活质量的有效方法。作为护士，在进行造口定位时，应关注患者的坐位、卧位、生活习惯等，尽量为患者选择对日后正常生活影响较小，方便患者进行自我照护的位置来定位造口；但是，也要配合医生在手术过程的实际情况，护士可以尝试跟医生沟通，对需要进行尿路造口的患者常规性行术前造口定位。

如果该类患者术后出现乳糜漏的情况，可以考虑术后在患者进食之后常规留取伤口引流液进行乳糜试验，责任护士需准确记录伤口引流量以及引流液性状的变化情况，提前发现异常情况，及时请相关专科护士进行干预，尽快解决患者存在的护理问题；如果怀疑实验室检查结果有误，则须及时了解如何正确留取标本，可主动跟检验科沟通，了解有哪些护理操作可能影响检验结果，如标本留取的量、时间、位置等。可以进一步制订科室留取乳糜试验标本的操作流程指引，避免出现人为检验误差。

七、专家点评

蓝丽，中山大学附属第一医院，副主任护师

该案例出现的造口周围皮肤刺激性皮炎是造口术后患者常见的护理问题，乳糜漏也是回肠代膀胱术后的并发症之一。该患者合并糖尿病，BMI偏高，术后发生乳糜漏，存在以下护理矛盾问题：①需要戒脂饮食与戒脂饮食不利于伤口愈合的矛盾；②戒脂饮食导致患者食欲不佳与进食不足的糖尿病患者容易出现低血糖现象的矛盾；③糖尿病患者伤口愈合较慢，造口愈合不良导致造口底盘黏合度不佳，容易造成尿液渗漏，出现造口周围刺激性皮炎，而刺激性皮炎的发生更影响造口底盘的黏合度，加重造口伤口愈合不良。

该案例以解决临床护理实际问题为目的，充分体现护理疑难病例MDT机制的实践性。根据患者具体的护理矛盾问题，相关专科共同讨论，权衡利弊，给予最佳方案。各专科研究患者的各项指标，运用有效的评估工具和方法，精准评估患者现状。在此基础上，制订具体护理方案。并在方案的实施中，运用客观指标（包括造口周围皮肤转归图）衡量护理效果，体现MDT团队协作、患者获得最佳康复结局的效应。值得一提的是，MDT讨论并不是一味地记录专家的口头意见，而是科学、合理地整合各专家的意见，形成可实施的，可明确执行时间、频次，基于具体数值区域的观察与调整指导的护嘱。

（案例来源：广东省人民医院）

（蒋凤莲　李梓钰　曾以林　于芮）

参考文献

[1] 郭灿，曹英，汤利萍，等. 膀胱癌泌尿造口病人支持性照顾需求研究进展 [J]. 护理研究，2023，37（4）：624-629.
[2] 李加敏，庞冬，路潜，等. 尿路造口周围刺激性皮炎患者的循证护理实践 [J]. 中华护理杂志，2020，55（11）：1624-1629.

［3］李加敏，路潜，李朝煜，等. 尿路造口周围刺激性皮炎护理的证据总结［J］. 中华现代护理杂志，2018，24（34）：4102-4106.

［4］万燊燚，邓烽丞，王佳，等. 腹部术后乳糜漏的诊断与治疗研究进展［J］. 山东医药，2020，60（30）：108-111.

［5］胡勋，李生伟. 腹部手术后乳糜漏的诊治进展［J］. 国际外科学杂志，2018，45（3）：208-212.

［6］过俊杰，邓仲磊，汤井源，等. 中西医结合治疗根治性肾切除术后乳糜漏1例［J］. 中国中西医结合外科杂志，2022，28（6）：909-910.

［7］侯兰，肖映红，胡智飞. Orem自理模式在尿路造口患者术后护理中的应用［J］. 解放军护理杂志，2013，30（19）：36-37.

［8］郭琼，刘春芳，张静，等. 造口周围潮湿相关性皮炎预防管理的证据总结［J］. 护士进修杂志，2023，38（5）：430-436.

［9］李加敏，庞冬，张剑锋，等. 造口周围皮肤评估工具的研究进展［J］. 护理研究，2019，33（24）：4267-4270.

［10］刘学英，吴娟，廖倩，等. 标准造口管理联合造口身体形态评估工具在门诊结肠造口病人中的应用［J］. 护理研究，2021，35（6）：1066-1071.

［11］刘倩倩，田丽，田洁，等. 尿路造口患者照顾者照顾能力及影响因素研究［J］. 护理管理杂志，2021，21（6）：397-401.

［12］惠艳红，王莹，耿晴晴，等. 尿路造口出院患者延续护理需求评估量表的研制［J］. 护理管理杂志，2020，20（1）：17-22.

［13］STEVEN B R，CAREY S. Nutritional management in patients with chyle leakage：a systematic review［J］. European journal of clinical nutrition，2015，69（7）：776-780.

—— 案例六 ——

1例心脏骤停复律后双侧输尿管恶性狭窄行双肾造瘘术后出血合并肠梗阻患者的护理

一、引言

复杂性尿路感染（complicated urinary tract infection，cUTI）是指尿路感染的同时伴有获得感染或者治疗失败风险的合并疾病，如泌尿生殖道的结构或功能异常，或其他潜在疾病。诊断cUTI须有2条标准，即尿细菌定量培养阳性以及包括以下至少1条合并因素：①尿路存在医源性异物，如留置导尿管、支架管或间歇性膀胱导尿管等；②残余尿量大于100 mL；③任何原因引起的梗阻性尿路疾病，如膀胱出口梗阻、神经源性膀胱、结石和肿瘤；④膀胱输尿管反流或其他功能异常；⑤尿流改道或其他生理解剖异常；⑥化疗或放疗损伤尿路上皮；⑦围手术期和术后尿路感染；⑧肾功能不全、移植肾、糖尿病和免疫缺陷等。cUTI在临床上治疗困难，更易进展为全身性、重症性感染。

本案例患者先后行左侧乳腺癌根治术、子宫附件全切＋膀胱尿道全切＋左侧腹壁回肠造口＋右侧腹壁回肠代膀胱术、双侧经皮肾造瘘术，在患者液体管理、营养管理、疼痛管理、康复指导等方面给护理带来非常大的难度。

二、案例资料

（一）病史资料

本案例病史资料如表2－6－1所示。

表2－6－1　病史资料

项目	内容
诊断	①慢性肾功能不全；②复杂性尿路感染；③恶病质；④双侧经皮肾造瘘术后；⑤宫颈恶性肿瘤个人史；⑥子宫附件全切＋膀胱尿道全切＋左侧腹壁回肠造口＋右侧腹壁回肠代膀胱术后；⑦左侧乳腺癌术后
入院日期	2023年9月7日
一般情况	姓名：张某　　　　性别：女　　　　　年龄：48岁 职业：个体经营者　学历：高中　　　宗教信仰：无 身高：162 cm　　　体重：46 kg　　　BMI：17.5 kg/m²

续表 2 - 6 - 1

项目	内容
现病史	患者因"宫颈癌术后 4 个月余,伴血肌酐升高 3 个月"收入泌尿外科,精神疲倦、面色苍白、全身乏力,留置鼻胃管、外周中心静脉导管(peripherally inserted central venous catheter, PICC)、左右肾造瘘管,左侧腹壁见一回肠造口,有少量黄褐色水样便流出,右侧腹壁见一回肠代膀胱造口,无液体流出,会阴部有少量淡黄色液体流出,双下肢中度水肿。诉腹胀、腹痛,偶有恶心、呕吐
既往史	(1)2021 年行左侧乳腺全切除术、假体置入术; (2)2023 年 4 月因"宫颈癌"行"全子宫附件切除术、膀胱尿道全切术、经腹直肠癌切除术、左侧腹壁肠造口术、右侧腹壁回肠代膀胱造口术、双侧输尿管支架置入术"。 (3)2023 年 5 月因"感染性休克"在外院治疗,行双侧经皮肾造瘘术。同年 8 月出现左肾包膜下血肿。 (4)2023 年 8 月 31 日突发意识丧失,呼吸骤停、心搏骤停
个人史	无抽烟、饮酒,无药物依赖,无过敏史,育有一儿一女
专科评估	视诊:未见胃肠型及蠕动波,未见腹部静脉曲张,左侧腹壁回肠造口、右侧腹壁回肠代膀胱造口黏膜稍苍白,造口周围皮肤完好,双下肢中度水肿。 触诊:腹软,未触及腹部包块,足背动脉可触及,皮肤温度稍低。 叩诊:双肾区无叩痛,双侧输尿管体表投影无压痛。 听诊:肠鸣音 3 ~ 5 次/分。 肌力:左下肢肌力 3 级,右下肢肌力 4 级

(二)检查结果

1. 影像学检查结果

2023 年 8 月 5 日外院泌尿系彩超:左肾包膜下血肿。

2023 年 9 月 8 日双下肢动静脉彩超 + 颈部动静脉彩超:双侧颈动脉粥样硬化,双下肢动静脉血管内未见明显异常回声。

2023 年 9 月 8 日心脏彩超:EF 为 65%,室间隔增厚,心包积液(少量),左室舒张功能减退,左室收缩功能正常。

2023 年 9 月 8 日全腹 CT + 胸部 CT:左下腹小肠结构紊乱,继发性低位小肠梗阻,继发性腹膜后转移瘤并侵犯输尿管中段,继发性左侧输尿管及左肾盂扩张积水;腹腔中量积液;阴道区包裹性积液积气,盆底软组织水肿;直肠残端吻合口增厚;左上肺前胸膜下纤维灶;左肾体积增大,左肾周包膜下积液。

2023 年 9 月 9 日上尿路 CT + 三维重建:新增右肾包膜下血肿。

2. 主要阳性实验室检查结果

护理多学科会诊前患者的主要阳性实验室检查结果如图2-6-1至图2-6-9所示。

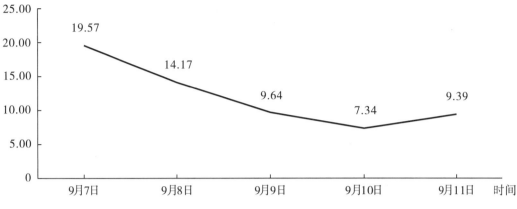

图2-6-1 患者住院期间血白细胞计数变化趋势

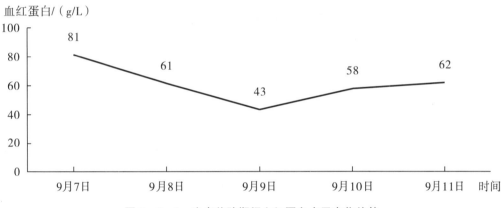

图2-6-2 患者住院期间血红蛋白水平变化趋势

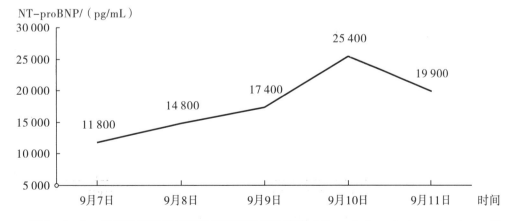

图2-6-3 患者住院期间氨基末端脑利尿钠肽前体（N-terminal pro-brain natriuretic peptide, NT-proBNP）水平变化趋势

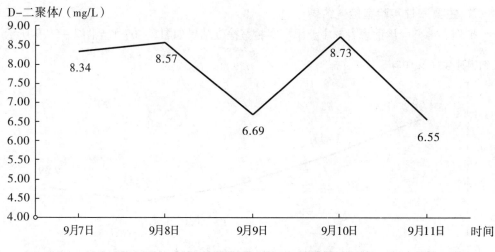

图 2-6-4　患者住院期间 D-二聚体水平变化趋势

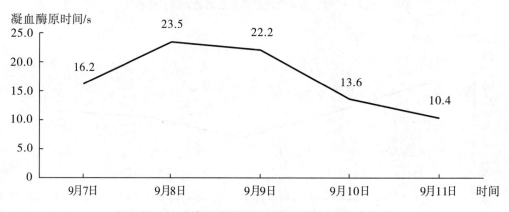

图 2-6-5　患者住院期间凝血酶原时间水平变化趋势

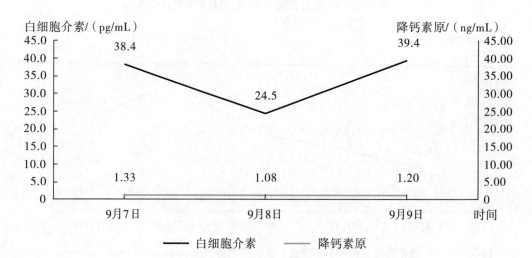

图 2-6-6　患者住院期间白细胞介素和降钙素原水平变化趋势

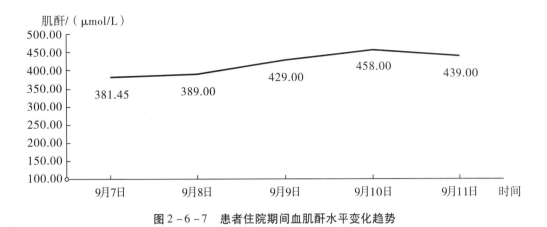

图2-6-7　患者住院期间血肌酐水平变化趋势

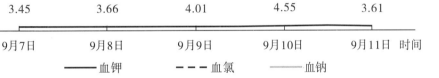

图2-6-8　患者住院期间电解质水平变化趋势

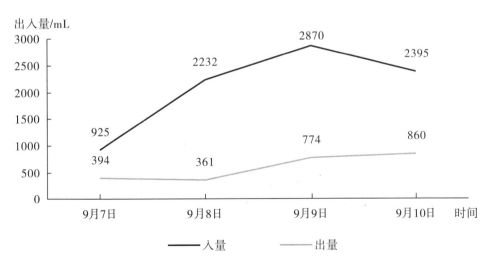

图2-6-9　患者住院期间出入量趋势

（三）治疗过程

2023 年 9 月 7 日，患者收入我院泌尿外科拟行"双侧经皮肾造瘘术"治疗，请药学部会诊指导用药，予注射用美罗培南 1 g 联合利奈唑胺葡萄糖注射液 300 mL 静脉滴注治疗，每 12 小时 1 次。请营养专科会诊，予肠外 + 肠内营养。

2023 年 9 月 8 日，局麻下行双侧经皮肾造瘘术、右侧经皮肾镜检术，重新留置左右肾造瘘管。19:55 接检验科危急值报告：凝血酶原时间 23.5 秒。予输血治疗：冰冻血浆 400 mL。20:46 心血管内科会诊考虑慢性心力衰竭加重，予注射用重组人脑利尿钠肽（brain natriuretic peptide，BNP）治疗。

2023 年 9 月 9 日，留置右锁骨下中心静脉导管（central venous catheter，CVC），接检验科危急值报告：血红蛋白浓度 43 g/L。予输血治疗：红细胞悬液 3.5 U、血浆 400 mL。请普通外科、肾内科会诊，予禁食，胃肠减压，注射用生长抑素持续静脉泵入抑制腺体分泌；增加呋塞米剂量，行利尿消肿治疗。请重症医学科会诊，建议转 ICU 治疗，患者及家属拒绝转 ICU。

2023 年 9 月 10 日 0:00，复查 CT 提示右肾周包膜下出血，小肠梗阻。请肿瘤介入科会诊，19:18 在局麻下行双肾动脉造影 + 右肾动脉栓塞术，继续输血治疗：红细胞 2 U、血浆 400 mL、血小板 1 U。

2023 年 9 月 11 日，尿培养提示：光滑假丝酵母菌，多重耐药。改注射用醋酸卡泊芬净 50 mg 抗真菌治疗，每天 1 次。

患者各类评分：生活自理能力评分为 15 分（重度依赖），跌倒风险评分为 14 分（高风险），VTE 风险评分为 6 分（高风险），NRS 2002 评分为 5 分（高风险），数字分级评分法（numerical rating scale，NRS）评分为 2 ～ 4 分（中度），管道风险评分为 12 分（高风险），焦虑自评量表评分为 45 分（中度），匹兹堡睡眠质量指数量表（Pittsburgh sleep quality index，PSQI）评分为 18 分（重度）。

2023 年 9 月 11 日（入院后第五天）11:00，进行护理多学科会诊。

三、拟解决疑难护理问题

（1）心血管专科：患者心功能指标 NT-proBNP 升高至 25 400 pg/mL，9 月 10 日入量 2395 mL，出量 860 mL，正平衡 1500 mL，有心力衰竭的风险，请心血管专科指导评估患者心肺功能，并制订液体管理方案，尽快改善心功能，以便尽早接受肠镜检查，解决梗阻。

（2）营养专科：患者 BMI 17.5 kg/m^2，NRS 2002 评分为 5 分，处于较严重的营养风险状态，禁食，在不加重心负荷的情况下，制订营养支持方案，保证营养摄入。

（3）重症专科：患者病情危重，各项检验指标异常，1 周前突发意识丧失、呼吸骤停、心搏骤停，制订危重患者护理计划。

（4）胃肠专科：患者继发性小肠梗阻，伴腹痛、腹胀，指导进行人工肛扩肛护理。

（5）淋巴水肿治疗门诊：患者双下肢中度水肿，可能与术后淋巴回流受阻、低蛋白有关，制订减轻下肢水肿的治疗方案。

（6）心理专科：患者焦虑自评量表评分为 45 分，匹兹堡睡眠质量指数量表评分为

18 分，患者存在中度焦虑和严重的睡眠障碍，请心理专科护士给予心理疏导，改善患者焦虑及睡眠情况。

（7）康复专科：患者目前营养状态差，心功能差，主动活动较少，制订康复训练计划。

（8）肿瘤专科：患者腹膜后转移瘤、肾周血肿、肠梗阻导致腰部及腹部疼痛，制订疼痛管理方案。

四、多学科护理会诊

（一）心血管专科

（1）根据纽约心功能分级结合患者症状，评定心功能为 2 级，根据入量测算公式，每天入量 = 每千克体重 × 30 mL，测算出患者每天入量以不超过 46 kg × 30 mL/kg = 1380 mL 为宜，使用微量泵恒速控制输液速度为 60 ～ 80 mL/h，以免心脏负荷过重。

（2）记录 24 小时出入量，保持负平衡；患者 9 月 10 日行双肾动脉造影 + 右肾动脉栓塞术，术后 24 小时内入量可以适当增加为 1500 ～ 2000 mL，利于造影剂的排出，后续再严格控制出入量。

（3）严密监测中心静脉压（CVP），维持在 5 ～ 10 cmH$_2$O，每班观察患者体位、呼吸频率、皮肤干湿程度、水肿程度，可在床边为患者测量体重，通过体重变化观察水肿情况。出现 CVP 过高时及时报告医生，调整利尿及抗心力衰竭药物。

（4）患者目前已使用注射用重组人脑利尿钠肽，建议与心血管专科医生沟通，看是否可以将注射用重组人脑利尿钠肽泵入速度调节为 3 ～ 4 mL/h。同时，患者肾功能不全，尿量少，要警惕出现高钾血症。

（5）条件允许的情况下，定期进行无创心功能测定，为心力衰竭治疗提供依据。

（6）使用小喷壶喷洒灭菌饮用水于患者口腔黏膜，改善患者口渴症状，减少心力衰竭患者饮水量。

（二）营养专科

（1）患者 NRS 2002 评分 5 分，BMI 17.5 kg/m^2，全球（营养）领导人发起的营养不良诊断共识（global leadership initiative on malnutrition，GLIM）评定为重度营养不良。根据患者营养缺口制订营养方案，目标能量 1300 kcal，水分 900 ～ 1000 mL，蛋白质 26 g，脂肪 50 g，碳水化合物 187 g，由肠内加肠外营养补充。

（2）目前患者出现肠梗阻情况，不适宜进行肠内营养，根据心血管专科意见限制患者总摄入量，避免加重病情，建议优先进行生命支持，以治疗用药为主，患者每天摄入总量为 1380 mL，每天肠外营养摄入量 = 总摄入量 - 治疗用药的量。

（3）密切关注胃肠道反应（呕吐、反流、腹泻等），动态关注电解质水平、肝肾功能、营养指标。

（4）每 3 天进行 1 次营养风险评估（NRS 2002）。

（三）重症专科

（1）患者目前感染较重，心力衰竭加重，肾功能不全，肠梗阻导致排出量减少，需要密切观察患者的呼吸、血氧、腹部症状，有无肠梗阻进行性加重的情况，警惕肠源性感染进展为脓毒性休克。

（2）患者肠道功能改变，密切关注电解质变化，警惕电解质异常诱发心搏骤停。

（3）患者有呼吸骤停、心搏骤停的病史，病房护士做好随时抢救的准备，床旁备抢救用物。

（4）患者血红蛋白从 9 月 7 日的 81 g/L 降至 9 月 9 日的 43 g/L，CT 提示右肾周血肿。9 月 10 日行肾动脉栓塞介入术后，左肾造瘘管引流液逐渐增多（9 月 8 日，引流量为 49 mL；9 月 9 日，引流量增加至 322 mL；9 月 10 日，引流量进一步上升至 540 mL），说明肾功能在逐渐恢复。患者凝血酶原时间延长，血红蛋白最低时达 43 g/L，注意观察有无再次出血的情况，观察引流液的量、颜色、性质，血红蛋白变化，以及患者神志变化。警惕出现低血容量性休克。

（5）结合心血管专科护士意见，平衡好心力衰竭与休克治疗护理。

（四）胃肠专科

（1）患者 4 月行肠造口术，全腹 CT 结果显示小肠狭窄，每天用手指扩肛。方法：戴手套，开始用小指，涂润滑油后轻轻进入肠造口，指尖进入造口的深度应超过造口深部紧缩处。每次手指扩肛的时间为手指进入肠造口后停留 5 ～ 10 分钟，1 ～ 2 次/天。排便有改善时继续扩张，好转后改用食指。当症状不能改善时，在患者病情稳定的情况下建议手术治疗。

（2）患者近 4 日出入量严重不平衡，未排出的液体存在于患者肠腔内、腹腔内，在肠梗阻未完全解除前，严密观察患者腹胀、腹痛情况，每天测量腹围，每班行肠鸣音听诊，防止发生肠坏死。

（五）淋巴水肿治疗门诊

（1）根据淋巴水肿四肢测量标准，每天评定患者下肢水肿程度，对肢体周径的测量采用 5 点法：仰卧位，嘱患者放松下肢肌肉，依次测量下肢第二跖前 5 cm，外踝最高点上 5 cm，髌骨下缘下 10 cm，髌骨上缘上 10 cm，髌骨上缘上 20 cm。软尺应位于皮肤上标记的远心端，并在近心端边缘读数。该方法易掌握，结果相对客观。

（2）造成患者水肿的原因是低蛋白、活动能力下降和腹腔盆腔肿瘤侵犯致结构异常和占位等，目前难以从病因方面治疗。从缓解水肿方面考虑，在心功能正常的情况下，可以采用手法淋巴引流综合消肿疗法（complex decongestive therapy，CDT）减轻双下肢水肿。因患者曾行左侧乳腺癌根治术，故采用经背部引向右腋下和右锁骨上的路径。

（3）CDT 早期由治疗师来治疗，向患者和家属示范手法后，经医生同意方可使用手法治疗。治疗过程中可教会家属该手法，并在护士督导下进行。

（4）注意患者下肢皮肤的保护，避免受伤和感染；选择合适的衣裤和鞋袜，避免过紧。

（5）结合康复科的指导行下肢功能锻炼，促进回流。

（6）因患者双侧下肢肿胀，可以使用"水肿减退率 =（治疗前周径 - 治疗后周径）/治疗前周径 ×100%"公式计算，数值越大，提示淋巴水肿的治疗效果越好。

（六）心理专科

（1）患者48岁，儿女均未成家，小儿子尚在读大学，患者担忧子女，生存欲望强烈，家属也配合各项治疗，患者抑郁自评量表评分为55分，轻度抑郁。

（2）多倾听患者及家属的诉求，安排相对固定的管床护士护理，建立与患者之间的信任，每天跟患者至少沟通10分钟，了解患者的内心需求、情绪变化，能更好地为患者提供心理护理。

（3）赋能：帮助患者建立支持系统，家属的支持尤为重要，告知家属24小时贴身陪伴患者，多给予正向的鼓励与指导。医护人员的支持与鼓励也非常重要，可以跟患者制订周目标或者康复小计划，如1周内需要配合完成哪些康复训练，进食量增加多少等。一旦有小进步，立马给予表扬与鼓励，或者奖励。

（4）调动患者的积极情绪，可以指导患者每天讲3件好事，这些好事可以是自己昨晚睡了一个好觉，今天吃了一样好吃的东西。坚持记录，会让患者发现生活中的美好事物，积极的心理干预能显著提升幸福感，减轻负性情绪。

（5）可以做正念训练，比如身体扫描练习，觉察自我，了解自己，关爱自己。

（七）康复专科

（1）建议患者在做康复训练时使用心电监护设备监测生命体征，患者及家属都应参与其中，每次训练时，如有特殊不适及时停止训练。

（2）采用博格评分（Brog scale）和自觉疲劳程度量表（rating of perceived exertion，RPE）评估呼吸困难和疲劳程度，包括运动前、中、后评估。

（3）呼吸肌训练可采取人工对抗阻力呼吸训练，借助呼吸训练器，患者含住气球吸嘴，收拢嘴唇，使吸嘴将舌体下压，保持口腔及呼吸道通畅，缓慢用力吸气，自我调节吸气流速，直至浮标球全部吸起，尽量保持较长的吸气时间，使浮标球在相应的高度长时间停留，然后将吸嘴拔出，缓慢缩唇呼气，放松休息2分钟后再进行下次锻炼。以上方法的强度要循序渐进，以不疲劳为宜，注意防止过度换气出现头晕、目眩、气急，每天2～3次，每次10分钟左右。

（4）建议进行低强度抗阻运动，每周2～3次，每次12～25组左右，可用小哑铃、弹力带、沙袋等。

（5）设立早日离床的目标，减少卧床带来的不良影响及并发症；可以进行进阶式体位训练，如半卧位—坐位—床边扶坐—床边站立—床边活动，每天2～3次，每次10～30分钟。

（6）提高患者生活自理能力，询问患者需求，树立信念，让患者尽量完成力所能及的日常活动，如穿衣、口腔清洁、洗脸等。

（八）肿瘤专科

1）经过查阅病例、听取案例汇报以及到床边与患者沟通，了解到患者9月7日、9月8日分别有1次暴发痛，NRS评分分别为4分、5分，在给予一阶梯止痛药物后疼痛均缓解；近3天无暴发痛，目前患者NRS评分是1～2分，暴发性疼痛次数≤2次。依据美国国家综合癌症网络（National Comprehensive Cancer Network，NCCN）成人癌痛指南，癌痛控制的目标遵循"321"原则：疼痛平均评分≤3分，暴发性疼痛次数≤2次，开始治疗后24小时内达到上述标准。目前止痛方案可行。

2）根据2019年中华护理学会团体标准《成人癌性疼痛护理》，对患者的疼痛护理流程为：

（1）评估疼痛：了解患者的疼痛程度、部位、性质和持续时间；评估时使用疼痛评估工具，如视觉模拟评分法（visual analogue scale，VAS）或面部表情疼痛量表（faces pain scale，FPS）等；疼痛是患者的主观感受，要结合患者的主诉进行全面、动态评估。

（2）计划：根据评估结果，制订个性化的疼痛护理计划。

（3）实施护理措施：采取药物，中医，物理、心理等方法缓解疼痛。给予止痛药物时，要注意特殊药物的服用注意事项，密切观察药物的治疗作用与副作用。

（4）监测疼痛效果：定期评估疼痛缓解情况，及时调整护理方案。

（5）患者教育：向患者及家属传授疼痛护理知识，提高患者自我管理能力。

（6）持续关注：关注患者疼痛状况，及时调整护理计划，确保疼痛得到有效控制。

（7）该患者的疼痛可能与肿瘤本身及双肾周血肿、肠道梗阻有关，在使用止痛药物的同时，医疗方面也要解决患者双肾周血肿、肠道梗阻等根本问题。疼痛管理需要医生、护士、药师、患者等共同参与。

五、护理结局

2023年9月11日14：00，在中心静脉压、心率、尿量的数值指导下，调控每小时输液量（每小时微调输液速度）；遵医嘱使用注射用美罗培南、注射用醋酸卡泊芬净、盐酸雷尼替丁注射液、注射用生长抑素、间苯三酚注射液、呋塞米注射液等药物治疗，观察药物作用及副作用。每天行手指扩肛2次，配合使用中药吴茱萸热敷腹部以及腕踝针针刺治疗，根据患者疼痛部位选择腕踝部针刺部位，针刺左下1、2、5区和右下1、2、5，针刺双上1区改善患者睡眠，使用小喷壶喷洒灭菌饮用水于患者口腔黏膜，改善患者口渴症状。患者左右肾造瘘管引流量逐渐增多。

2023年9月12日，安排潮汕籍护士作为管床护士，增强与患者之间的信任，鼓励患者积极主动地参与康复训练，并予耳穴压豆治疗，协助患者进行床上主动与被动运动，患者诉腹胀症状减轻，NRS评分为2分。

2023年9月13日，患者进行床上肢体功能锻炼、自由屈伸活动及脚踏车训练，每次5～10分钟；行床边站立活动10分钟/次，每天3次。每次运动前、中、后采用博格评分和RPE，评估呼吸困难和疲劳程度，患者自觉活动吃力时或呼吸频率超过25次/分时暂停活动。患者仅有1次活动感觉吃力，予暂停训练。

2023年9月14日，患者生命体征平稳，NT-proBNP下降至17 200 pg/mL，电解质指标无明显异常，每天出入量达到负平衡，停注射用重组人脑利尿钠肽。左侧腹壁造口流出少量褐色液体，下床在病房内活动的时间增加至20分钟，每天3次。夜间可连续睡眠3～4小时。

2023 年 9 月 15 日，患者行"肠道支架置入术"，引出肠液 2350 mL，腹胀腹痛缓解，腹围从 91 cm 缩小至 86 cm，NRS 评分为 1 分。

2023 年 9 月 16 日，患者情绪平稳，无明显焦虑情绪，无胸闷气促，可以根据活动计划继续进行训练，双膝关节由酸痛肌紧张无法自由屈伸恢复到松弛自由活动，双下肢肌力由 3 级恢复到 4 级，双下肢水肿较前好转，未发生 VTE。肠造口见黄褐色稀水样便。

2023 年 9 月 17 日，患者生命体征平稳，各项指标趋于正常（见图 2－6－10 至图 2－6－17），无腹胀、腹痛等不适，肠造口未见狭窄，焦虑自评量表评分为 35 分。患者坐轮椅出院。

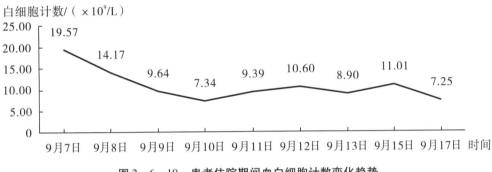

图 2－6－10　患者住院期间血白细胞计数变化趋势

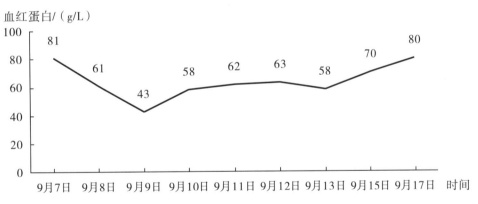

图 2－6－11　患者住院期间血红蛋白水平变化趋势

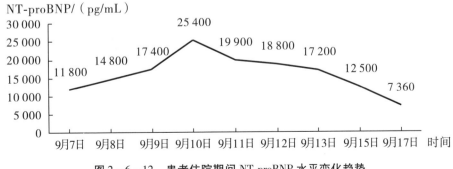

图 2－6－12　患者住院期间 NT-proBNP 水平变化趋势

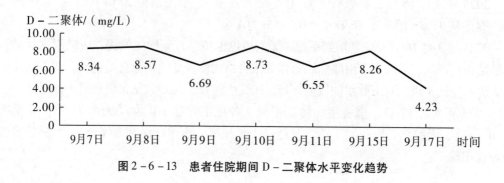

图 2-6-13　患者住院期间 D-二聚体水平变化趋势

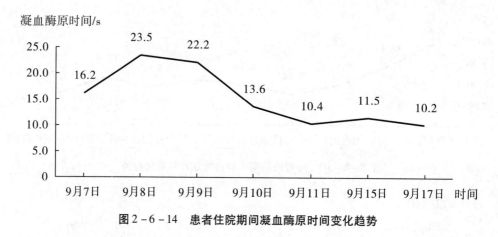

图 2-6-14　患者住院期间凝血酶原时间变化趋势

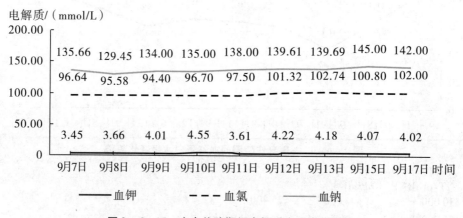

图 2-6-15　患者住院期间电解质水平变化趋势

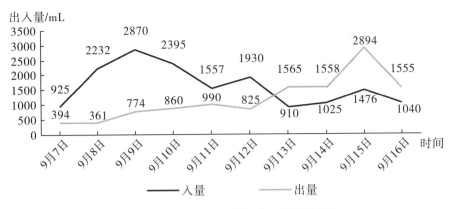

图 2-6-16　患者住院期间出入量变化趋势

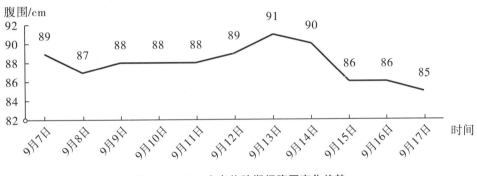

图 2-6-17　患者住院期间腹围变化趋势

六、体会与反思

（1）体会：对于急危重症、合并多学科严重护理问题的患者，多学科护理会诊确实非常重要。通过汇聚各专科的专业知识和经验，我们可以为患者提供更加全面、精准的护理方案，确保患者在治疗过程中得到最佳的护理效果，促进患者的康复。在治疗护理过程中体现人文关怀，关注患者及家属的心理状态变化，充分沟通，能促进患者及家属配合治疗，利于患者康复。

（2）反思：危重患者可以在充分评估的情况下，尽早地组织多学科护理会诊，如该患者可以更早精准地控制出入量，减轻心脏负荷。可建立会诊微信群，动态跟进患者病情进展，如果患者的病情仍然向不利的趋势发展，应再次组织专科护理会诊，进行方案调整。

七、专家点评

熊亚琴，中山市中医院，副主任护师

本案例是1例大手术后合并感染性休克的复杂疑难病例，护理难度较大，术后存在心力衰竭的风险，在严格控制液体入量的同时须加强营养促进伤口愈合。面临这个疑难问题，及时组织多学科护理专家讨论分析，所受邀的科室比较全面。组织 MDT 讨论前，准备较充分，能提供患者阳性检查、检验结果，但专科评估内容欠完整，如病例介绍未涉及肠造口及膀胱造口黏膜情况。专家们的护理评估和措施制订有循证依据，部分护理措施需进一步具体化，如康复专家强调运动前、中、后需评估呼吸困难和疲劳程度，但未具体指出患者如何根据评估结果进行调整康复训练的时间和强度。鉴于患者病情复杂，康复时间较长，建议建立沟通反馈平台或渠道，方便受邀科室的专家后续跟踪。总之，此案例通过多学科协作和交流，分享护理经验，提高护理质量，为患者提供更加全面优质的护理服务，充分体现了全科护理的重要性及意义。

（案例来源：广州医科大学附属第五医院）

（陈金兰　陈敏　刘珠华　陈惠　汪慧丹）

参考文献

[1] 陈佳佳，汪立，韩凌华，等. 应用手法淋巴引流综合消肿疗法治疗肢体淋巴水肿的效果观察 [J]. 组织工程与重建外科杂志，2017，13（6）：322－324，327.

[2] 黄健，张旭. 中国泌尿外科和男科疾病诊断治疗指南：2022 版 [M]. 北京：科学出版社，2022.

[3] 何霜. 营养支持在癌症重症护理中的作用 [J]. 抗癌之窗，2023（2）：49－50.

[4] 洪莉，林仲秋，张师前. 女性医源性泌尿生殖道瘘诊治专家指导意见 [J]. 中国实用妇科与产科杂志，2022，38（8）：820－826.

[5] 刘溢，李可，范玲，等. 重症患者口渴非药物干预的最佳证据总结 [J]. 护理学杂志，2023，38（14）：41－45.

[6] 茅溢恒，苏敏，袁鹏. 不同强度的运动康复训练对慢性心力衰竭患者疗效及安全性比较 [J]. 中国康复，2020，35（1）：7－11.

[7] 孟旭莉，叶祥明. 外周淋巴水肿预防与治疗 [M]. 杭州：浙江大学出版社，2022.

[8] 射血分数保留的心力衰竭诊断与治疗中国专家共识制定工作组. 射血分数保留的心力衰竭诊断与治疗中国专家共识 2023 [J]. 中国循环杂志，2023（4）：375－393.

[9] 杨旭希，郑吉洋，陈秀梅，等. 慢性心力衰竭患者容量管理护理专家共识 [J]. 中华介入放射学电子杂志，2023，11（3）：201－207.

[10] 沈玉芹，丁荣晶，孟晓萍，等. 慢性心力衰竭心脏康复中国专家共识 [J]. 中华内科杂志，2020，59（12）：942－952.

[11] 中华护理学会肿瘤护理专业委员会. 成人癌性疼痛护理标准 [J]. 中华护理杂志，2020（1）：175－201.

[12] National Comprehensive Cancer Networks. NCCN Clinical Practice Guidelines in Oncology（Version 2.2024）. Adult Cancer Pain[EB/OL].[2024－09－26]. https://www.nccn.org/.

案例七

1 例高龄患者阴囊外伤感染
合并双侧多处肋骨骨折的护理

一、引言

阴囊损伤多见于锐器伤、脚踢伤、骑跨伤、挤压伤、木棒打击伤等，阴茎阴囊皮肤撕脱伤多为男性患者会阴部复合伤的一部分，常表现为广泛的会阴部皮肤严重创伤，多伴有周边皮肤及血管的破坏，伴阴囊壁挫伤和血肿，治疗相当棘手，是目前泌尿外科或整形外科急诊创伤治疗中的难题之一。阴茎阴囊皮肤撕脱伤涉及会阴部外生殖器区、临近腹股沟区，该区域呈现立体结构，表面高低不平，解剖结构复杂，给治疗护理带来极大的挑战。早期处理不当会造成皮肤部分或全部感染坏死，甚至发生坏疽。特发性阴囊坏疽（fournier gangrene of scrotum）是一种罕见的致命性筋膜蜂窝组织急性感染，致病细菌包括大肠埃希菌、变形杆菌、金黄色葡萄球菌和链球菌，这些均为阴囊会阴常见的共生菌。临床上最初表现为细菌侵入部位无痛性蜂窝织炎，然后迅速发展为局部肿胀、剧痛和全身性症状，一旦发生，死亡率较高，为 2% ～ 20%，早期治疗是影响预后的关键因素。因此对阴囊外伤应给予足够的重视，注意外伤部位伤口护理，预防继发感染。

二、案例资料

（一）病史资料

本案例病史资料如表 2 - 7 - 1 所示。

表 2 - 7 - 1　病史资料

项目	内容
诊断	中医诊断：创伤病（湿热夹瘀）。 西医诊断：①阴囊损伤（挫裂伤）并阴囊血肿；②尿道损伤（并出血）；③动脉破裂（双侧会阴动脉分支血管破裂出血）；④双侧肋骨多处骨折
入院日期	2023 年 9 月 5 日
一般情况	姓名：黎某　　　性别：男　　　年龄：77 岁 职业：无　　　学历：小学　　　宗教信仰：无 身高：167 cm　　　体重：61 kg　　　BMI：21.86 kg/m²
既往史	糖尿病 10 多年，血糖控制不详
个人史	小学文化，无抽烟、饮酒，无药物依赖，无过敏史

续表 2 - 7 - 1

项目	内容
社会经济	家庭关系和睦，经济条件一般
病程进展	患者因车祸致全身多处疼痛伴局部出血 6 小时，于 2023 年 9 月 5 日入住我院，患者神志清，精神疲倦，头晕，面色苍白。患者全身多处疼痛，胸部疼痛，左胸部为甚，NRS 评分为 6 分。阴囊瘀肿面积约 24.5 cm×23.5 cm，质硬，张力高，局部压痛。左侧腹股沟及阴囊处伤口、尿道口持续渗血。阴茎肿胀瘀紫，留置尿管通畅，引出淡黄色尿液。入院后急诊行左侧腹股沟及阴囊伤口清创缝合术、髂动脉造影及髂动脉栓塞术。术后予扩容、升压、输血、抗感染、中流量吸氧等治疗，给予心电监护，血压维持在 (90～115)/(53～65) mmHg，心率 85～90 次/分，血氧饱和度 96%～98%。患者以胸式呼吸为主，活动后气促，呼吸 22～24 次/分，深呼吸后左胸部疼痛明显，无胸闷，采取半卧位及肋骨固定带固定胸部等对症止痛处理后症状可缓解。 9 月 7 日咳嗽，痰黏难咳，在非氧疗状态下血氧饱和度 87%～90%，持续行中流量吸氧，化痰止咳治疗。 9 月 12 日阴囊瘀肿较前消退，质地和张力同前，局部压痛，阴囊伤口见暗红色脓性分泌物，呈恶臭味，阴囊伤口分泌物培养：大肠埃希菌。予清创处理，四黄液湿敷祛腐生肌。留置尿管通畅，尿道口及左侧腹股沟伤口无渗血，尿色淡黄。 患者术后食欲缺乏，饮食以粥、汤为主，血糖控制在 4.2～9.8 mmol/L

（二）检查结果

1. 影像学检查结果

9 月 5 日腹平扫加增强，骨盆、胸部 CT 示：①右侧第 2—6 肋，左侧第 2、第 3、第 5 肋多发骨折，胸骨柄骨折。②双肺下叶背侧挫伤或坠积效应。③左侧睾丸损伤并血肿形成，左侧下腹部—会阴部—阴囊软组织挫伤。

9 月 7 日胸部 CT 检查：新见双侧胸腔积液，双肺下叶膨胀不全。

下肢彩超提示：左侧小腿中段肌间静脉血栓形成（完全性）。

9 月 9 日下肢深静脉彩超显示：双下肢肌间静脉节段性完全性血栓。

9 月 12 日胸部彩超：双侧胸腔积液，双肺下叶膨胀不全。

2. 主要阳性实验室检查结果

患者主要阳性实验室检查结果如图 2 - 7 - 1 至图 2 - 7 - 4 所示。

9 月 5 日：降钙素 0.37 ng/mL。

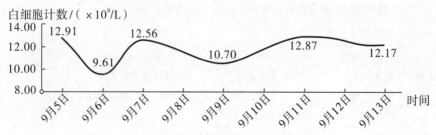

图 2 - 7 - 1　患者住院期间血白细胞计数变化趋势

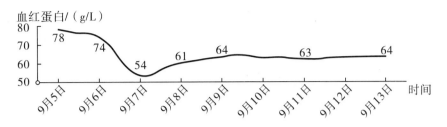

图 2 - 7 - 2　患者住院期间血红蛋白水平变化趋势

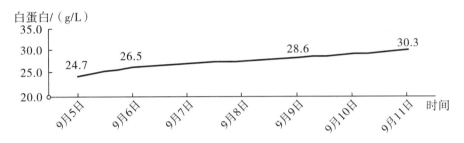

图 2 - 7 - 3　患者住院期间白蛋白水平变化趋势

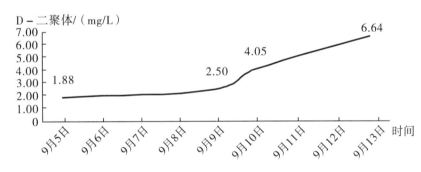

图 2 - 7 - 4　患者住院期间 D - 二聚体水平变化趋势

3．体查

视诊：左侧腹股沟肿胀，会阴部皮肤瘀紫；阴囊瘀肿，阴囊、阴茎皮肤紧绷，呈紫褐色；左侧阴囊见一约 4.5 cm×2.5 cm×11.0 cm 伤口，见暗红色液渗出；睾丸附睾无外露；尿道口无渗血。

触诊：阴囊触痛，质硬。

叩诊：膀胱区无移动性浊音。

4．评估量表

美国创伤外科协会（American Association for the Surgery of Trauma，AAST）阴囊损伤评分：Ⅲ级。

NRS 评分：6 分。

博格评分：3 分。

中医胃肠道症候评分：12 分。

NRS 2002 评分：3 分。

患者参与的主观全面评定（patient-generated subjective global assessment，PG-SGA）评分：13 分。

布雷登（Braden）压疮危险因素预测量表评分：14 分。

Morse 跌倒风险评估量表评分：70 分。

日常生活能力（activities of daily living，ADL）评定：35 分。

Piper 疲乏自我评估量表（Piper fatigue scale，PFS）评分：6 分。

5. 中医护理评估

中医护理评估如表 2-7-2 所示。患者精神疲倦，少气懒言，四肢乏力，舌淡，脉细，为气血亏虚之象；眠差，易醒，为气血亏虚，不能濡养心神所致；面色萎黄，食欲缺乏，胃脘部间有胀闷不适，舌苔白腻（图 2-7-5），为脾虚湿阻之象；咳嗽，痰黏难咳，咽干口渴、口苦，五心烦热，胸胁部刺痛，舌下络脉迂曲（图 2-7-6），为脾虚生痰，痰湿内蕴，阻遏气血运行，经络受阻而瘀，久瘀化热之象。四诊合参，患者属脾虚血瘀之证，治则应以益气健脾、活血化瘀为主。

表 2-7-2 中医护理评估

望诊	望神	精神疲倦	问诊	五心烦热
	面色	面色萎黄		无汗出
	皮肤	阴囊伤口有暗红色脓性液		无头晕头痛，四肢乏力
	呼吸	呼吸浅快		食欲缺乏，咽干口渴口苦，喜饮
	咳嗽	咳嗽，痰黏难咳		胸胁部刺痛，痛处固定
	舌象	舌淡，苔白腻，舌下络脉迂曲		大便秘结，留置尿管，尿色淡黄
				腹软，胃脘部间有胀闷不适
				眠差，易醒
闻诊	声音	少气懒言	切诊	脉细
	气味	阴囊有恶臭味		

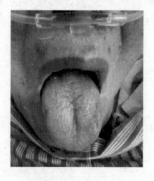 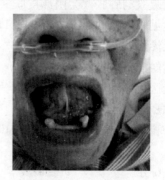

图 2-7-5 舌象　　　　　图 2-7-6 舌象

三、拟解决疑难护理问题

（1）肺康复专科：患者双侧多处肋骨骨折，双侧胸腔积液，双肺下叶膨胀不全，以胸式呼吸为主，深呼吸后胸部 NRS 评分为 6 分，活动依从性差，非氧疗状态下血氧饱和度为 87% ～ 90%，痰黏难咳。须解决低效型呼吸形态及清理呼吸道低效问题，促进肺康复。

（2）伤口护理专科：患者阴囊瘀肿，阴囊伤口不断渗出暗红色脓性液，呈恶臭味，目前已清创湿敷，但出现渗漏及浸渍，患者有下床活动的顾虑。在伤口湿敷时，如何处理渗出、伤口边缘及周围皮肤浸渍问题？须消除下床活动顾虑。

（3）营养专科、中医护理专科：患者食欲缺乏，以粥、汤为主，血糖控制在 4.2 ～ 9.8 mmol/L，NRS 2002 评分为 3 分，阴囊伤口愈合不良。须结合患者病情进行中西医结合干预，解决患者食欲缺乏、营养不良的问题，促进伤口愈合。

（4）血管介入外科：患者双下肢肌间静脉节段性完全性血栓，予口服利伐沙班进行抗凝治疗，患者还可以采用哪些物理治疗？

四、多学科护理会诊

组织会诊时间：2023 年 9 月 13 日 9:00，该患者属于疑难、复杂的病例，经精心治疗、细心护理后效果不佳，护理上仍存在较多的困惑，现护士长申请紧急组织全院专科护理 MDT，解决患者现存的最突出的矛盾点和护理问题，为患者的快速康复制订科学、详细、切实可行的护理计划。

受邀护理专科：肺康复专科、伤口护理专科、中医护理专科、营养专科、血管介入专科。

（一）肺康复专科

（1）中西结合方法止痛：予肋骨固定带有效固定在左侧第 2—5 肋骨相应的位置，减少呼吸时胸膜摩擦疼痛。予腕踝针针刺左上肢 2 区和 3 区，留置 20 分钟后拔针；揿针针刺足三里、肺俞、内关、列缺穴以通条肺气，通络止痛。

（2）体位管理：白天上半身直立，以端坐位为主，有利于膈肌下降，增加胸腔容量，改善呼吸；夜间取平卧位、30°仰卧位或健侧卧位，在患者病情稳定及体力恢复的情况下，正确佩戴肋骨固定带有利于患者进行床边活动。

（3）调节呼吸方式：运用膈肌手法将胸式呼吸调整为腹式呼吸，减轻呼吸后胸部疼痛症状。调节呼吸手法：双手放在肋缘下或放在胸骨下，感受患者呼吸，呼气时稍微施压促进呼气，要注意与呼气同步，力度适当。

（4）呼吸肌训练：①指导患者进行缩唇呼吸以增加胸廓张力。患者取舒适放松体位，经鼻深吸气至无法吸入为止，屏气 1 ～ 3 秒，再经口缓慢呼出，呼气时缩唇微闭，缓慢呼气 4 ～ 6 秒，达到吸呼比为 1:2 或 1:3，每分钟 7 ～ 8 次，每次 10 ～ 15 分钟。②膈肌训练：使用膈肌起搏治疗仪刺激膈肌，延缓膈肌萎缩，改善膈肌功能，提高呼吸肌的力量。③呼吸训练器，指导患者吸气时浮子上升，在上面停留 1 ～ 3 秒，每天 3 次，每次 10 ～ 15 分钟。④根据患者病情，必要时使用无创呼吸机改善患者肺不张。

（5）运动康复：①卧床时可行上下肢主被动的运动，上肢大小关节运动，下肢平衡单车运动、踝泵运动等，运动时注意运动强度，根据患者心率调节运动量，运动时心率不超过 120 次/分，或者不超过静息心率加 20 次/分的值。②根据情况指导患者行坐式八段锦。③根据患者体力恢复情况，在护士监护下尽早督促患者下床活动，增强肺功能。下床活动时，由 90°床上坐位到床边坐位，再到床边站立，同时做好心率及血氧监测。

（6）中医排痰：①指导患者拇指按揉丰隆穴、尺泽穴，以清肺热、宣肺化痰。②教会患者按压天突穴，以刺激迷走神经形成咳嗽，诱导自主排痰。③予止咳平喘化痰贴贴于肺俞、定喘、膻中、阴陵泉，每天 1 次，每次 4 ～ 6 小时。④予揿针治疗于定喘、肺俞、膈俞，留针 3 天，电针宝治疗 20 分钟，每天 1 次。⑤指导患者进食化痰润肺食物，如百合、无花果等。

（7）有效咳嗽：取坐位或低半卧位，身体前倾，双手轻压腹部及骨折部位，缓慢深呼吸 2 次，呼气的同时进行短促、有力的咳嗽，可排出痰液。

（8）气道廓清技术（airway clearance technique，ACT）排痰：①充分湿化气道，加强雾化，使用祛痰类药物；②双侧肋骨骨折佩戴肋骨固定带固定时可进行呵气、小气容量多次咳嗽以松动痰液，2 ～ 3 次/天；③必要时使用排痰阀促进痰液排出。

（二）伤口护理专科

（1）每天进行伤口评估并做好记录：遵循伤口评估三角原则（伤口床、伤口边缘、伤口周围皮肤）。观察伤口处的腐肉、渗出液、恶臭程度，伤口边缘及周围皮肤浸渍等情况。

（2）早期识别伤口感染的发展趋势：每天使用红外线温度监测仪测量患者阴囊及腹股沟周围皮肤温度，阴囊及腹股沟皮肤温度一般为 32 ～ 34 ℃，伤口周围皮肤温度升高是深部和伤口周围感染的经典体征，持续监测以便尽早识别伤口感染是否加重。

（3）注意伤口清洗顺序与范围：按污染伤口处理，用 0.9% 生理盐水棉球先清洗伤口周围皮肤，再清洗伤口床，每天 2 次，清洗的范围一般延展到创面边缘 10 ～ 20 cm 处。清洗时动作宜轻柔，不推荐使用含有聚维酮碘和过氧化氢等高细胞毒性物质的溶液进行伤口清洗。

（4）伤口须持续有效湿敷：①正确选择湿敷液体，根据伤口评估结果选择合适的湿敷液去腐生肌、消炎。阴囊伤口有脓性分泌物可继续使用复方四黄液纱布持续湿敷。复方四黄液由大黄、黄连、黄柏、连翘、虎杖等组成，属清热生肌类。大黄素具有抑菌、抗炎，抑制血小板聚集和改善微循环等作用，黄连、黄柏、连翘有广谱抗菌作用，对多种病菌有很强的抑制作用。②控制湿敷的温度及范围，湿敷温度以 38 ～ 43 ℃为宜，湿敷药液放在恒温仪，现取现用。③保持伤口床的湿润，覆盖伤口床平面的药液纱块湿度以不滴液为宜，当复方四黄液纱块处于微干状态或患者自觉创面有干涩感时须更换。如纱块过干，与伤口床有明显粘连感时使用无菌注射器抽吸复方四黄液喷淋，待纱块充分浸湿后再揭除，以免损伤肉芽组织并造成患者疼痛。

（5）做好渗出液管理，减少伤口边缘及周围皮肤浸渍：①伤口湿敷平面覆盖范围不超过伤口周围皮肤的 0.5 cm，空腔处用药液浸湿纱块后填塞，松紧度以患者不感觉疼痛为宜。②每 2 小时观察敷料及伤口周围皮肤状况，当伤口湿敷的敷料出现返渗，饱和，有渗出液时须及时更换，避免渗出液刺激伤口边缘或漏出引起周围皮肤浸渍。③双侧腹股沟、肛周等皮肤皱襞、低垂部位，每天用温水清洗2次，外涂液状石蜡保护并用棉垫隔开，保持局部清洁干爽。④臀部使用护理垫，避免渗出液漏出后浸湿骶尾部，刺激局部皮肤，诱发压力性损伤。⑤使用专科阴囊托裤固定阴囊湿敷敷料，解除下床活动的顾虑。

（三）中医护理专科

（1）中医辨证：患者神疲乏力，少气懒言，咽干口渴，喜饮，五心烦热，大便秘结，舌质淡，脉细，为气阴两虚之证；左胸胁刺痛，疼痛固定，阴囊周围瘀紫伴暗红色脓性液流出，舌下络脉迂曲，为血瘀之证。因此，该患者为虚瘀夹杂，气阴两虚兼血瘀之证。治疗方案应重在健脾补气、益气养阴、活血化瘀。

（2）雷火灸益气健脾：胃脘部、足三里、三阴交。脾为气血生化之源，患者食欲缺乏，进食少，则气血生化无源，因此应以益气健脾为主。具体方法：①以摆正法为主，点穴为辅，用一个双孔盒，点燃2支灸药，插入两孔内，横放在胃脘部，用毛巾把双孔盒盖好，温灸15～20分钟。施灸过程中要密切观察患者皮肤情况，防止烫伤。②在双侧足三里、三阴交行雀啄式灸法，每雀啄8次为1壮，每穴各灸8壮，每壮之间用手压一下穴位，7天为一疗程。有效改善患者脾胃功能，促进胃肠收缩和传导功能恢复正常，增强消化吸收功能。

（3）指导患者进食益气健脾、活血化瘀的药膳汤粥。例如：山药薏米粥［山药30 g、薏苡仁30 g、莲子（去皮）15 g、大枣10枚、小米50 g］、黄芪地龙桃仁粥（黄芪60 g、地龙2条、桃仁10 g、粳米50 g）。该药膳粥通过"药食"平衡人体阴阳寒热，增强五脏功能；以强化抗淀粉药膳方为主食可增加组织细胞对胰岛素的敏感性，该药膳粥含有丰富的膳食纤维，可降低血糖负荷，有利于餐后血糖控制。

（4）水煎代茶饮，提高食欲，改善患者口干口苦症状：北沙参9 g、麦冬9 g、石斛6 g、党参6 g、炙甘草6 g、焦山楂9 g、陈皮6 g，煎水代茶每天饮用。

（四）营养专科

患者NRS 2002评分为3分，PG-SGA评分为13分，白蛋白30.3 g/L，血红蛋白64 g/L，提示重度营养不良。患者食欲缺乏、便秘，饮食结构单一，三餐吃白粥或瘦肉粥，食欲5分，简明膳食自评工具评分为2分。患者每天饮食热量不超过600 kcal，营养摄入不足，而患者能量需求为1700 kcal，能量缺口约1000 kcal。根据营养治疗五阶梯模式，建议干预方案：日常饮食＋口服营养补充（ONS）＋必要时静脉营养。

（1）调整饮食结构：以高蛋白、低糖、低脂为基本原则，摄入蛋白质以鱼、瘦肉等优质蛋白为主，每天92 g；建议多摄入富含维生素和矿物质的新鲜水果和蔬菜，增加膳食纤维的摄入，有助于稳定血糖，改善血脂代谢，同时有助于胃肠蠕动，促进粪便排泄。结合患者饮食偏好，主食以杂粮粥为主，杂粮粥是一种低升糖指数食物；同时联合含益生菌的酸奶，此种酸奶不仅含有益生菌，而且其热量低。在餐后30分钟饮用一杯低脂、无蔗糖的风味发酵乳酸奶，每杯能量为46 kcal。

（2）口服医学营养补充：可口服专为糖尿病患者设计的肠内营养粉剂，以不饱和脂肪酸代替部分碳水化合物，补充微量元素，维持机体营养均衡，有助于提高抗病能力，促进伤口愈合。于三餐间及睡前口服：补充能量750～1000 kcal，补充蛋白质30～40 g。

（五）血管介入专科

（1）患者 D - 二聚体水平为 2.33 ～ 6.64 mg/L，双下肢肌间静脉节段性完全性血栓。肌间静脉血栓是孤立性远端深静脉血栓中的一种，根据国际血栓与止血协会（the International Society on Thrombosis and Haemostasis，ISTH）的数据：在全球范围内深静脉血栓（DVT）的发生率为 1.15‰ ～ 2.69‰，而孤立性远端深静脉血栓发病率占 DVT 的 20% ～ 50%。使用抗凝药物期间，须定时观察患者有无面色苍白，头晕、头痛、乏力、鼻衄、牙龈出血、胃肠道出血、泌尿生殖道出血和创面出血等症状，以及密切监测血红蛋白/血细胞比容的实验室检查结果变化。

（2）可采用的物理治疗主要是踝泵运动、直腿抬高运动，禁止行下肢按摩、热敷、足浴。

（3）卧床期间指导踝泵运动：患者取舒适体位，下肢伸直进行最大限度足背伸、跖屈 5 秒，每次 5 ～ 10 分钟；踝关节以环绕 30 次/分的速度持续至少 5 ～ 10 分钟，至少 3 次/天。

（4）直腿抬高运动：取仰卧位，一侧下肢自然屈髋、屈膝，或者直伸。训练侧下肢伸直，足背伸，在膝关节伸直状态下抬起下肢，距离床面 15 ～ 20 cm，维持该位置 10 ～ 15 秒，随后缓慢放下，休息 10 秒左右后，重复上述动作。

（5）尽早指导患者下床活动。首次下床活动时使用肋骨固定带固定胸部，动态观察患者腿部肿胀及疼痛情况。

五、护理结局

根据肺康复专科、伤口护理专科、中医护理专科、营养专科、血管介入专科等的会诊意见，结合患者病情制订肺康复训练的护理干预措施，密切观察患者呼吸频率、节律、呼吸音和血氧饱和度变化，在确保患者安全的前提下，采用体位管理、中西医结合模式疼痛管理，运用膈肌手法调节呼吸方式；通过膈肌训练和呼吸运动康复训练改善膈肌功能，提高呼吸肌的力量；拇指按揉丰隆穴、尺泽穴，用止咳平喘化痰贴敷肺俞、定喘等穴位以清肺热、宣肺化痰。9 月 17 日，停吸氧，博格评分为 2 分，咳嗽明显好转，无咳痰，NRS 2002 评分为 2 分，患者在非氧疗时血氧饱和度维持在 98% 以上，有效改善低效型呼吸形态及清理呼吸道低效问题。

责任护士按照伤口护理会诊意见，每天运用伤口三角评估技术全面评估患者阴囊伤口（表 2 - 7 - 3）。患者阴囊伤口床 50% 腐肉，继续予四黄液持续有效湿敷伤口去腐生肌，同时做好渗出液管理，以及充分保护伤口周围皮肤，避免周边皮肤发生浸渍现象。营养专科则根据患者的营养不良状况，制订了包括调整饮食结构和口服医学营养补充剂的干预方案。中医护理专科依据患者的体质和症状，提供了包括雷火灸、药膳汤粥和水煎代茶饮的治疗方案，以健脾补气、益气养阴和活血化瘀。9 月 13 日至 9 月 20 日予雷火灸灸胃脘部、足三里、三阴交益气健脾，有效改善患者脾胃功能，内调外治以促进患者营养的吸收。9 月 15 日患者胃纳可，摄入量较前明显增加。9 月 20 日，NRS 2002 评分为 1 分，PG-SGA 评分由 13 分降为 4 分，血糖控制至 4.8 ～ 8.8 mmol/L。患者精神可，面色较前红润，无乏力，下床活动自如。患者血红蛋白及白蛋白均得到明显纠正，逐渐恢复正常。针对患者双下肢肌间静脉节段性完全性血栓，按医嘱口服利伐沙班抗凝配合物理治疗，卧床期间继续行踝泵运动、直腿抬高运动，鼓励患者早期下床活动，动态观察患者双下肢皮肤温度、足背动脉搏动，正常，双下肢无肿胀发生。

表 2-7-3　阴囊伤口护理评估记录表

时间	伤口大小			伤口床						伤口边缘	伤口周围皮肤
	长/cm	宽/cm	深/cm	组织类型	渗出液				感染		
					渗液	颜色	性质	气味（分级）			
9月9日（术后第5天）	4.5	2.5	11	75% 腐肉、25% 肉芽组织	有（漏出）	黄褐色	脓性	恶臭（0级）	疼痛（分泌物培养：无菌生长）	浸渍	浸渍
9月12日（术后第8天）	4.0	2.5	10.0	50% 腐肉、50% 肉芽组织	有（漏出）	混浊灰白色	脓性	恶臭（0级）	疼痛（分泌物培养：大肠埃希菌）	浸渍	浸渍
9月17日（术后第13天）	3.5	2.0	7.0	25% 腐肉、75% 肉芽组织	有（潮湿）	清澈黄色	血清性	无异味（5级）	无疼痛（分泌物培养：无菌生长）	正常	正常
9月22日（术后第18天）	3.5	2.0	5.0	100% 肉芽组织	湿润	清澈黄色	血清性	无异味（5级）	—	正常	正常
9月25日（术后第21天）	3.4	1.2	3.0	100% 肉芽组织	湿润	清澈黄色	血清性	无异味（5级）	—	正常	正常
9月29日（术后第25天）	3.0	1.0	2.0	100% 肉芽组织	湿润	清澈黄色	血清性	无异味（5级）	—	正常	正常

9 月 25 日，拔除尿管后患者排尿顺畅，尿色淡黄，无尿频、尿急、尿痛。9 月 26 日，患者 D-二聚体水平降至 1.82 mg/L。9 月 27 日，复查下肢深静脉彩超，显示双下肢深静脉无异常。

9 月 29 日，患者呼吸平顺，无咳嗽咳痰，胸部无疼痛感。阴囊伤口 3 cm × 1 cm × 2 cm（伤口进展详见图 2-7-7 至图 2-7-12），肉芽组织无水肿，颜色红润，无渗出，好转出院。10 月 3 日电话随访，患者自诉阴囊伤口完全愈合，其他无不适。

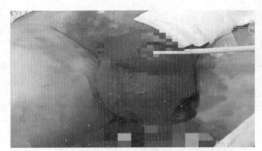

图 2-7-7　9 月 12 日伤口

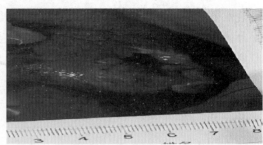

图 2-7-8　9 月 17 日伤口

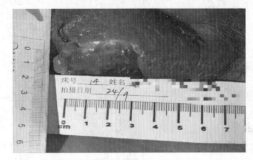

图 2-7-9　9 月 24 日伤口

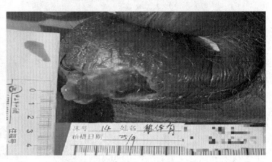

图 2-7-10　9 月 25 日伤口

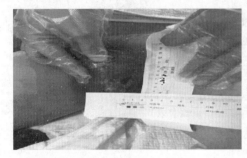

图 2-7-11　9 月 27 日伤口

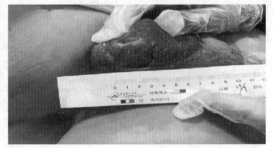

图 2-7-12　9 月 29 日伤口

结局指标（实验室检查结果）见图 2-7-13 至图 2-7-20。

白细胞计数趋于稳定，在正常值范围内；降钙素原 0.12 ～ 0.30 ng/mL。

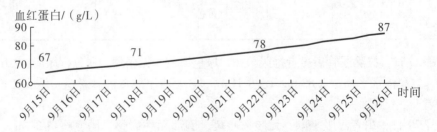

图 2-7-13　患者住院期间血红蛋白水平变化趋势

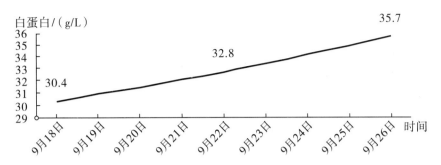

图 2 - 7 - 14　患者住院期间白蛋白水平变化趋势

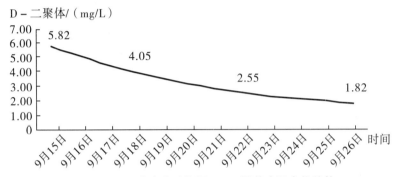

图 2 - 7 - 15　患者住院期间 D - 二聚体水平变化趋势

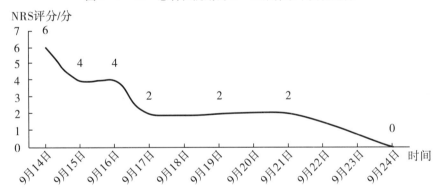

图 2 - 7 - 16　患者住院期间 NRS 评分变化趋势

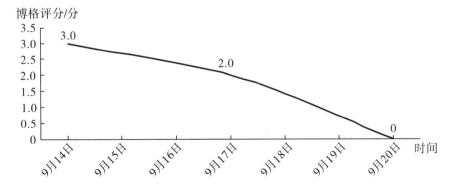

图 2 - 7 - 17　患者住院期间博格评分变化趋势

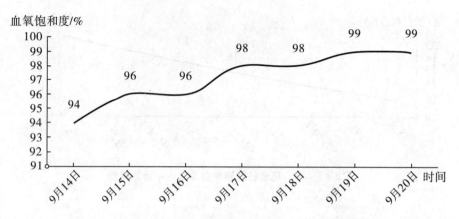

图 2 - 7 - 18　患者住院期间非氧疗下血氧饱和度水平变化趋势

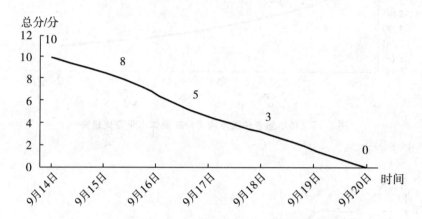

图 2 - 7 - 19　患者住院期间中医胃肠道症候评分总分变化趋势

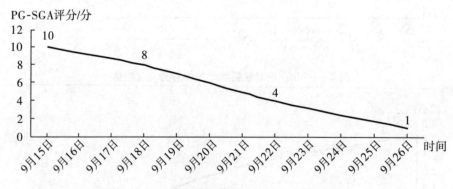

图 2 - 7 - 20　患者住院期间 PG-SGA 评分变化趋势

六、体会与反思

　　这个病例展示了在面临高龄外伤患者多个复杂、疑难问题时，结合患者的症状及具体需求，组织 MDT 的重要性。MDT 团队给予细致、全面、专业的护理干预，共同制订肺功能恢复、伤口护理、中医治疗、营养支持以及血管介入治疗的综合护理方案。尤其是在伤口护理方面，针对患者伤口不同时期的进展情况，通过遵循伤口评估三角原则，细致地清洗伤口，合理地选择湿敷液，保持伤口的湿润，有效地管理渗出液以及综合处理周围皮肤，制订动态、个性化的调整护理方案，并且充分发挥中医药优势，辨证施护，内调外治，多角度的中西医结合护理干预有效促进了患者的整体恢复，并改善了患者的生活质量。

然而，面对这样的复杂护理情境，护理仍存在一些潜在的不足。首先，治疗效果的评价体系不够健全，未定期跟踪和记录患者的生理数据和症状变化。其次，在回顾患者护理结局时发现图片资料收集不及时，伤口照片不规范，且连续性不足，伤口照片的拍摄角度和光线缺乏一致性，导致未能更精确地监测病情进展和治疗效应。此外，需要加强出院后延续护理，确保患者在整个治疗和康复过程中得到更好的照护和支持，最终提高患者的生活质量和满意度。

七、专家点评

张建华，佛山市第一人民医院，副主任护师

该案例是一个成功的个案。根据病情，所邀科室较合适；综合运用中西医结合医疗技术，充分发挥两种医学的优势。根据患者的整体状况，综合分析病因、病机、病理变化，辨证论治，调节阴阳平衡和气血运行，科学合理地为患者制订护理措施，有循证依据，为患者解决目前存在的疑难复杂护理问题；既注重肺部康复，也确保患者在营养的需要量下，促进阴囊伤口的愈合，提高治疗效果和生活质量。鉴于患者既往有糖尿病病史、多发伤，合并各种复杂疑难护理问题，建议将组织 MDT 讨论的时间适当提前。

（案例来源：中山市中医院）

（熊亚琴　蒋学文　苏金英　左娇　黄卫东　罗巧　李汶泽）

参考文献

[1] 安俊红，韩雪，张春萍，等. 基于伤口评估三角的干预方案在 3 期及以上压力性损伤病人延续护理中的应用 [J]. 护理研究，2021，24（35）：4475 - 4477.

[2] 柴文茹，国春花，崔怡，等. 呼吸抗阻训练联合主动循环呼吸技术在下颈髓损伤患者护理中的应用 [J]. 中华现代护理杂志，2020，26（19）：2574 - 2574.

[3] 储琴莉，胡军，储全根，等. 基于中医认识论药膳汤粥辅助治疗糖尿病 [J]. 中医药临床杂志，2018，30（5）：830 - 833.

[4] 韩春茂，乔亮，王新刚，等. 伤口卫生系列国际专家共识的解读 [J]. 浙江医学，2023，4（45）：33 - 341.

[5] 黄志军，曲乐丰，景在平，等. 急性 DVT 形成早期下床活动与卧床治疗的前瞻性随机对照研究 [J]. 中华普通外科杂志，2010，25（9）：737 - 739.

[6] 急诊创伤疼痛管理共识专家组. 急诊创伤疼痛管理专家共识 [J]. 中华急诊医学杂志，2022，31（4）：436 - 441.

［7］李玫艳，林东升. 营养饮食护理模式对糖尿病肾病患者饮食治疗依从性的影响［J］. 中国医药指南，2023，21（7）：159-161.

［8］李倩，史雅清，张军杰，等. 早期量化肺康复训练对肺移植术后患者心肺功能康复、炎症因子水平及运动能力的影响［J］. 国际移植与血液净化杂志，2023，4（21）：5-8.

［9］梁丽琴，陈映霞，梁陈颖，等. 以膳食营养干预为基础的5A护理管理在糖尿病患者中的应用［J］. 中国卫生标准管理，2023，14（16）：159-163.

［10］路孝美，王吉昌，孙静岚，等. 踝泵运动预防深静脉血栓的研究进展［J］. 中华现代护理杂志，2021，27（4）：447-450.

［11］罗维维，李绪松. 不同浓度复方四黄液联合VSD对骨科感染缺损性创面修复的影响［J］. 江西中医药，2019，8（50）：35-37.

［12］马燕飞，宁宁，陈佳丽，等. 伤口床与伤口敷料之间腔隙管理研究进展［J］. 护理研究，2022，24（36）：4435-4438.

［13］潘志鹏. 中西医结合肺康复疗法治疗COPD稳定期患者的临床疗效观察［D］. 广州：广州中医药大学，2020.

［14］庞晶，杨远舰，杨梦，等. 小腿肌间静脉血栓合并肺栓塞的危险因素［J］. 河南医学研究，2018，27（14）：2509-2511.

［15］肖淑红，刘建浩，黄文灵，等. 赵氏雷火灸联合中药浴足护理脑梗死术后脾胃虚弱型功能性消化不良的疗效观察［J］. 西部中医药，2022，35（4）：127-130.

［16］万祥，任晓敏，郑大超，等. 基于AAST阴囊损伤评分探讨阴茎阴囊撕脱伤30例患者的诊治［J］. 现代泌尿外科杂志，2023，28（7）：573-575.

［17］王森，陈胜杰，王飞翔. 阴囊及睾丸损伤法医学鉴定3例［J］. 法医学杂志，2022，38（5）：681-685.

［18］谢海玲，冯琳丽，王爱花. 缩唇呼吸联合定量阻力呼吸训练对COPD患者肺功能恢复的影响［J］. 中华肺部疾病杂志（电子版），2022，15（4）：580-582.

［19］徐元玲，沈云，李永生，等. 急性期下肢深静脉血栓形成患者早期下床活动的Meta分析［J］. 中国血管外科杂志（电子版），2021，13（2）：130-134.

［20］杨叔禹. 国家糖尿病基层中医防治管理指南（2022）［J］. 中医杂志，2022，63（24）：2397-2414.

［21］叶彬华，林莉，郑凯林. 中医食疗在糖尿病治疗中的应用初探［J］. 中国中医药现代远程教育，2022，20（3）：199-202.

［22］袁文蓉，陈立娜，刘洋洋，等. 呼吸肌抗阻训练联合反馈式呼吸电刺激对脑卒中患者膈肌功能及肺功能的影响［J］. 中华物理医学与康复杂志，2023，45（2）：114-118.

［23］张坚，王勇，胡强，等. 阴囊外伤后继发Fournier坏疽6例报告并复习文献［J］. 中国男科学杂志，2017，31（5）：57-58.

［24］中华医学会外科学分会胃肠外科学组，中华医学会外科学分会结直肠外科学组，中国医师协会外科医师分会上消化道外科医师委员会. 胃肠外科病人围手术期全程营养管理中国专家共识（2021版）［J］. 中国实用外科杂志，2021，41（10）：1111-1125.

［25］中华医学会外科学分会血管外科学组，中国医师协会血管外科医师分会，海峡两岸医药卫生交流协会血管外科分会，等. 孤立性远端深静脉血栓诊疗建议［J］. 中华普通外科杂志，2021，36（9）：719-721.

案例八

1 例盆腔恶性肿瘤患者的护理

一、引言

全盆腔脏器切除术（total pelvic exenteration，TPE）是对盆腔脏器包括前、后泌尿生殖消化系统进行整体切除，是治疗妇科恶性肿瘤、直肠恶性肿瘤、泌尿系肿瘤等广泛肿瘤的一种可行方法。术中，将切除盆腔内所有受侵犯的脏器、组织、淋巴、血管、骨骼。切除后泌尿系统、消化系统需重建。大范围的切除及重建，会对患者的泌尿系统、消化系统功能造成极大影响，患者术后出现的各种并发症均与大范围切除及功能重建相关。总而言之，全盆腔脏器切除术手术难度大，术后并发症多，死亡率高。文献报道行全盆腔脏器切除术术后患者总 5 年生存率为 14% ～ 18%。此类患者本身疾病复杂，同时又存在衰弱。基于这样的情况，医生会进行多学科甚至是多中心协作。护理同样也需要 MDT，包括泌尿外科、康复专科、伤口造口专科、营养专科等。

二、术前案例资料

（一）病史资料

本案例病史资料如表 2 - 8 - 1 所示。

表 2 - 8 - 1　病史资料

项目	内容
诊断	①盆腔继发恶性肿瘤；②后尿道瘘
入院日期	2022 年 5 月 11 日
一般情况	姓名：陈某　　　性别：男　　　　年龄：59 岁 职业：无　　　　学历：小学　　　宗教信仰：无 身高：170 cm　　体重：64.5 kg　　BMI：22.32 kg/m²
现病史	患者 9 个月前因"直肠癌综合治疗后"至我院就诊，诊断"肠梗阻"，影像检查提示残余直肠放射性肠炎，予行"腹腔镜检查、乙状结肠远端封闭术（Hartmann 术）、盆腔粘连松解、肠减压术"（2021 年 8 月）。2021 年 11 月患者返院行"经输尿管镜下右侧输尿管镜检、右侧输尿管狭窄扩张、右侧输尿管支架管（DJ 管）置入、左侧输尿管镜检、左侧输尿管逆行插管、经肛经腹双镜联合辅助下代直肠切除术、结肠拖出术（Bacon 术）、阑尾切除术、降结肠造口关闭术、横结肠双腔造口术"，术程顺利，术后恢复良好出院。留置支架期间，偶有腰背酸痛，肉眼血尿，伴尿频、尿急、尿痛，多饮水排尿及卧床休息后症状可缓解。现患者依约返院复诊，门诊拟以"直肠恶性肿瘤个人史"收入我院。患者自上次出院以来，无寒战、发热等，精神、胃纳、睡眠可，二便正常，近期体重无明显改变

续表 2 - 8 - 1

项目	内容
既往史	直肠癌综合治疗后
个人史	已婚已育，配偶及子女均体健。无抽烟、饮酒，无药物依赖，无过敏史
专科评估	视诊：腹部外形正常，无胃型，无肠型及蠕动波，腹软，无压痛，无反跳痛，无腹部包块。 触诊：肝脏未触及，胆囊未触及，脾未触及肿大。 叩诊：腹部叩诊呈鼓音，肝区无叩击痛，肾区无叩击痛，移动性浊音呈阴性。 听诊：肠鸣音 4 次/分

（二）检查结果

1. 影像学检查结果

2022 年 5 月 9 日盆腔 MRI 平扫 + 增强 + 弥散加权成像（3.0T）：①"直肠癌综合治疗后"，代直肠左前方有一不规则软组织影，累及双侧精囊腺、代直肠，考虑肿瘤复发可能。②盆腔脂肪间隙模糊，双侧盆壁及盆底肌群水肿，考虑放射性盆腔炎，较前缓解。

2022 年 5 月 9 日钡灌肠造影（X 线）：直肠切除术后复查，吻合口及远端结肠变窄、毛糙（长度约 6 cm），符合放射性肠炎改变。

2022 年 5 月 9 日镇静镇痛肠镜：直肠癌术后吻合口未见异常，代直肠改变。

2022 年 5 月 16 日计算机体层成像尿路造影（computed tomography urography，CTU）（上腹、下腹、盆腔泌尿系）：①代直肠左前方肿物，考虑肿瘤复发/转移，较前增大，累及双侧精囊腺、前列腺、代直肠。②盆腔脂肪间隙模糊，盆壁筋膜增厚肿胀并代直肠周围系膜区及双侧盆壁条片影，考虑放疗后炎性改变，较前缓解；右侧输尿管盆段部分炎性灶包绕局部狭窄，伴近端输尿管及右肾轻度积水，较前缓解，右侧泌尿系 DJ 管置入后改变；膀胱炎改变，考虑为放疗后改变。

2. 患者住院过程中的主要阳性实验室检查结果（多学科护理会诊前）

尿白细胞计数：87/μL（正常值为 0 ～ 10/μL）。尿红细胞计数：4291/μL（正常值为 0 ～ 12/μL）。血白蛋白：39.54 g/L（正常值为 40.00 ～ 55.00 g/L）。

（三）术前治疗过程

2022 年 5 月 11 日，患者收入我院泌尿外科拟行全盆腔脏器切除术。患者既往行"腹腔镜检查、乙状结肠远端封闭术、盆腔粘连松解、肠减压术"。2021 年 11 月 5 日患者返院行"经输尿管镜下右侧输尿管镜检、右侧输尿管狭窄扩张、右侧 DJ 管置入、左侧输尿管镜检、左侧输尿管逆行插管、经肛经腹双镜联合辅助下代直肠切除术、结肠拖出术（Bacon 术）、阑尾切除术、降结肠造口关闭术、横结肠双腔造口术"。患者右下腹有一横结肠双腔造口，造口血运好，腹部瘢痕长约6 cm。本次手术拟行泌尿造口及肠造口术。

当前诊断：①盆腔继发恶性肿瘤；②后尿道瘘。

2022 年 5 月 18 日 9：00 进行多学科护理会诊。

三、术前拟解决疑难护理问题

（1）加速康复专科：如何进行预康复及并发症预防，如出血、感染、尿瘘、肠瘘、胃肠功能恢复延迟等，促进患者的快速康复？制订快速康复训练计划。

（2）血管外科专科：患者 Caprini 评分为 6 分（极高危），出血低风险，存在 VTE 形成高风险，制订预防 VTE 措施和活动方案。

（3）造口、伤口专科：造口定位，术后早期防渗漏。

（4）营养专科：患者 NRS 2002 评分为 1 分，PG-SGA 肿瘤患者营养评定量表评分为 1 分。患者拟行全盆腔脏器切除术，手术切除范围广、切口大，有营养不良的风险，须制订预康复阶段营养支持治疗方案。

四、术前多学科护理会诊

（一）加速康复专科

加速康复专科及营养科共同制订为期 1 周的个性化康复计划（表 2 - 8 - 2）及营养方案（表 2 - 8 - 3），落实计划，动态评估，关注睡眠、行为等。

表 2 - 8 - 2 运动处方

项目	内容	时间
骨骼肌运动训练，每周至少 3 次，每次 50 分钟	热身	5 分钟
	有氧运动训练	20 分钟
	无氧运动训练	20 分钟
	恢复	5 分钟
肺康复训练	深呼吸	5 ～ 10 组/次，1 天 3 次
	缩唇呼吸	
	有效咳嗽	
	呼吸功能训练器	

表 2 - 8 - 3 营养干预方案

项目	内容
能量需求	1950 kcal
动态评估	排气、排便、饮食日志
营养追踪	白蛋白、前白蛋白、血红蛋白、电解质
饮食	普通膳食 + 营养素

（二）血管外科专科

1）该患者 Caprini 评分为 6 分（极高危），出血低风险，请血管外科医疗会诊，建议行双下肢血管彩超检查，了解患者血流情况。

2）每天给予患者行 VTE 相关体查，包括测量双下肢围度，观察皮肤温度、颜色，下肢动脉搏动情况，行霍曼氏征及尼霍夫征体查，关注患者有无出现下肢肿胀及疼痛，必要时动态监测双下肢周径，排查下肢深静脉血栓形成。

3）根据患者 VTE 风险级别，建议排除下肢深静脉血栓后采取基础预防 + 物理预防 + 药物预防措施。

（1）基础预防措施：避免脱水造成血液高凝状态，建议入量（饮水量与输液量）为 1500 ～ 2000 mL/d。避免下肢静脉穿刺。低盐低脂饮食，控制血糖血脂。加强活动量：指导患者卧床时行床上踝泵运动、踝关节旋转活动、翻身训练，活动强度以患者耐受为宜；增加离床活动量，每天下床活动 5 小时以上。

（2）物理预防措施：建议动态评估患者血栓风险评分，根据评估结果制订相应的物理预防措施，排除相关使用禁忌证，可配合使用梯度加压弹力袜及间歇充气加压装置预防 VTE。

（3）药物预防措施：建议采用低分子量肝素钠注射液 0.4 mL（每 12 小时 1 次）皮下注射预防 VTE，注意监测患者出凝血情况，关注 D - 二聚体、国际标准化比值、凝血酶原时间、纤维蛋白原，关注是否出现皮下瘀斑、口腔出血、黑便、血尿，警惕血液高凝或出血风险。

（三）造口、伤口专科

（1）造口定位原则：位于腹直肌内，患者自己能够看到且手能触及，有足够贴袋的平坦腹部，患者坐、立、躺、弯腰时周围皮肤无皱褶，避开瘢痕、乳房下垂、骨突和系腰带处，根据手术类型进行造口定位。

（2）根据手术后切口位置、大小情况进行定位。避免双造口、伤口与造口、伤口与瘢痕之间互相影响。

（四）营养专科

（1）患者为肿瘤患者，拟行全盆腔手术术前营养准备。计算出患者的目标能量和蛋白质：根据患者体重（此患者 64.5 kg），计算患者每天需要的热量和蛋白质，使患者摄入目标能量 1950 kcal/d，蛋白质 75 g/d。

（2）患者术前营养状况及胃肠功能良好，根据患者胃肠道功能选择饮食 + ONS（整蛋白型），注意观察患者有无恶心、呕吐、腹胀、呛咳等情况。

（3）营养评估每周 1 次，根据患者情况动态调整营养治疗方案。患者营养方案落实情况如表 2 - 8 - 4。

表 2 - 8 - 4　患者营养方案落实情况

内容	入院第 8 天	入院第 9 天	入院第 10 天	入院第 11 天	术前 1 天
早餐	米粥 1 碗、鸡蛋 1 个	包子 2 个、牛奶 1 瓶	肠粉 1 份、牛奶 1 瓶	米粥 1 碗、鸡蛋 1 个	炒粉或米粥、牛奶或鸡蛋
餐间	营养粉 6 勺	香蕉 1 根	火龙果半个	香蕉 1 个	蛋糕或水果
午餐	盒饭 3/4 份	盒饭 1 份	面条 1 份	盒饭 1 份	盒饭或面条
餐间	营养粉 6 勺	营养粉 6 勺	营养粉 6 勺	营养粉 6 勺	营养粉 6 勺
晚餐	盒饭 1 份	面条 1 份	盒饭 1 份	炒粉 1 份	盒饭或面条
睡前	香蕉 1 根	营养粉 6 勺	营养粉 6 勺	营养粉 6 勺	营养粉 6 勺
能量/kcal	2120	2200	2110	2200	2000 ～ 2250
白蛋白/g	75.5	81.5	76.0	77.5	78.0 ～ 86.0
营养方案	能量需求 1950 kcal，蛋白质需求 75.0 g/d 饮食 + ONS（整蛋白型）				

五、预康复阶段护理结局

患者预康复阶段未发生血栓，已行造口定位，满足摄入需求，体重保持良好。

六、术后案例资料

术后治疗过程

患者术后主要阳性实验室检查结果（术后护理 MDT 前）见图 2-8-1 至图 2-8-7。

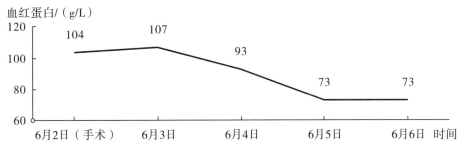

图 2-8-1　患者住院期间血红蛋白水平变化趋势

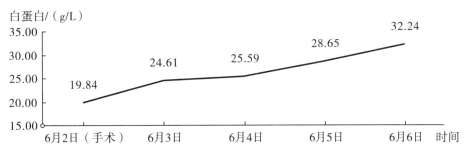

图 2-8-2　患者住院期间白蛋白水平变化趋势

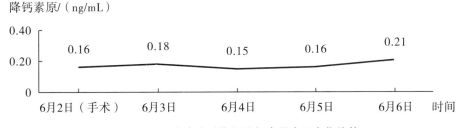

图 2-8-3　患者住院期间降钙素原水平变化趋势

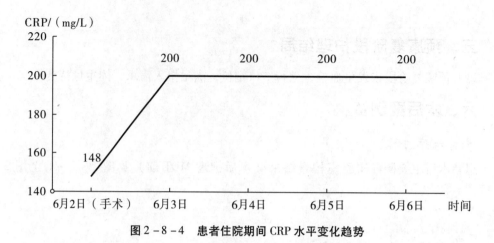

图 2 - 8 - 4　患者住院期间 CRP 水平变化趋势

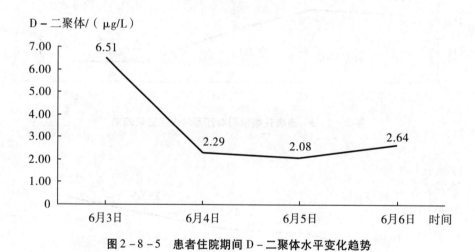

图 2 - 8 - 5　患者住院期间 D - 二聚体水平变化趋势

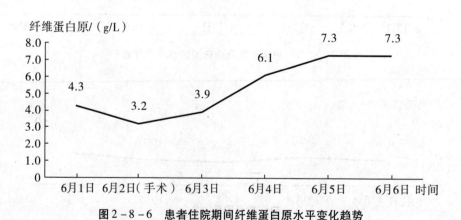

图 2 - 8 - 6　患者住院期间纤维蛋白原水平变化趋势

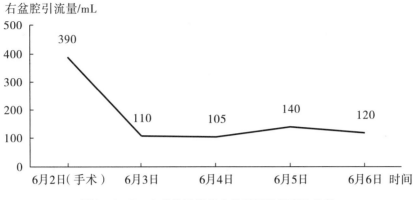

图 2 - 8 - 7　患者住院期间右盆腔引流量变化趋势

2022 年 6 月 2 日患者在全身麻醉（气管插管）下行代直肠切除 + 降结肠拖出肛管吻合术（Parks 术）+ 降结肠造口关闭术 + 小肠修补术 + 回肠末端双腔造口术 + 膀胱前列腺切除 + 盆腔淋巴结清扫 + 回肠膀胱输出道 + 大网膜部分切除 + 盆底补片修补，患者泌尿造口黏膜红润，可引出淡红色尿液；回肠造口黏膜红润，停留胃管接鱼压瓶，引出墨绿色液；停留右盆腔引流管接负压球，引出淡红色液；停留左盆腔/皮下引流管接负压球，无液体引出；停留尿盆引流管接引流袋，无液体引出。

2022 年 6 月 5 日，观察右盆腔引流管引出乳红色液体，右盆腔引流液乳糜试验阳性（+），患者出现淋巴漏情况。患者饮食情况如表 2 - 8 - 5。

表 2 - 8 - 5　患者饮食情况

项目	内容	术后第 1 天*	术后第 2 天**	术后第 3 天***
肠外营养	能量/kcal	1200	1000	1000
	白蛋白/g	50	50	50
肠内营养	能量/kcal	350	930	1140
	白蛋白/g	6	29	45
总量	能量/kcal	1550	1980	2140
	白蛋白/g	56	79	95

*：术后第 1 天患者能量不足、白蛋白不足。肠内营养方案：7:00—12:00，术能半瓶、粥水 100 mL；12:00—17:00，术能半瓶、粥水 100 mL；17:00—22:00，粥水 200 mL，A 营养粉 3 勺。

**：术后第 2 天患者无并发症。肠内营养方案：7:00—12:00，白粥半份、B 营养粉 1 包；12:00—17:00，白粥半份、B 营养粉 1 包；17:00—22:00，白粥半份、火龙果半个、B 营养粉 1 包。

***：术后第 3 天患者乳糜定性实验阳性（+）。肠内营养方案：7:00—12:00，白粥半份、B 营养粉 1 包；12:00—17:00，鸡蛋羹 1 份、白粥半份、B 营养粉 1 包、香蕉 1 根；17:00—22:00，白粥 1 份、B 营养粉 2 包。

2022 年 6 月 6 日，伤口的评估与观察情况如表 2 - 8 - 6 所示。

表 2 - 8 - 6　伤口情况

内容	术后第4天
面积	上段创面：3 cm×2 cm ×1.5 cm 下段创面：2 cm×1 cm ×1.5 cm
潜行	无潜行
基底	75% 黄色，25% 红色
渗液	浆液性渗液伴脂滴状，两层敷料被渗透
疼痛	3 分
气味	无异味

七、术后拟解决疑难护理问题

（1）加速康复专科：如何进行并发症（出血、感染、尿瘘、肠瘘、胃肠功能恢复延迟等）预防，促进患者的快速康复？制订快速康复训练计划。

（2）血管外科专科：患者 Caprini 评分为 10 分（极高危），出血高风险，存在 VTE 形成高风险及出血风险，制订预防 VTE 措施和活动方案。

（3）造口、伤口专科：术后早期渗液渗漏及伤口愈合不良处理。

（4）营养专科：患者 NRS 2002 评分为 4 分，PG-SGA 肿瘤患者营养评定量表评分为 6 分，中度营养不良，淋巴漏，须制订预康复阶段营养支持治疗方案，进行术后阶段、居家阶段两方面的营养管理。

八、术后多学科护理会诊

（一）加速康复专科：术后并发症预防

（1）出血：关注患者是否有头晕乏力情况，严密观察尿管及引流管引流液颜色、性状及量，伤口敷料渗液情况，监测患者血红蛋白变化情况。

（2）感染：术后盆腔无效腔感染（42.2%），其次为肺部感染、导管相关性感染、伤口切口感染。预防盆腔无效腔感染：术后使用双套管，用生理盐水持续冲洗盆腔以及行低负压吸引，关注引流液颜色、性状、气味以及是否出现发热，持续监测患者血白细胞、降钙素原、C 反应蛋白等炎症指标变化情况。预防肺部感染：术后行雾化吸入治疗，加强翻身拍背及康复训练，机械辅助排痰，使用呼吸训练器训练。预防导管相关性感染：每天评估置管必要性，尽早拔除管道；妥善固定管道，保持管道引流通畅及密闭性；做好管道护理。预防伤口切口感染：保持伤口敷料干燥、清洁，出现渗血渗液及时更换；密切观察伤口引流液、渗液颜色、气味、性质，出现红、肿、热、痛及时告知医生。

（3）尿瘘、肠瘘：常见发生时间为术后 1～2 天或 1 周左右。严密观察患者引流液颜色、性质、气味，必要时进行引流液肌酐或引流液淀粉酶测定。监测患者伤口情况及腹部情况，如有粪渣样渗液或腹部压痛、反跳痛及时告知医生。

（4）胃肠功能恢复延迟：监测腹围、肠鸣音、肠造口排气排便情况；根据患者客观情况，每天计划及落实患者的活动量。在充分镇痛的基础上，鼓励患者术后当天即下床活动。

术后当天：戴腹带，下床在椅上坐 6 ~ 8 小时，或行走 4 次。术后第 1 天，指导患者下床活动（步行 30 分钟以上，每天 2 次）。第 2 天，指导患者起床活动（步行 40 分钟以上，每天 4 次）。第 3 天，指导患者下床活动（步行 60 分钟以上，每天 4 次）。予腹部按摩、足三里按摩、吴茱萸外敷、胃肠功能治疗仪治疗、口香糖咀嚼。纠正低蛋白血症，维持电解质平衡。

（二）血管外科专科

1）该患者 Caprini 评分为 10 分（极高危），出血高风险，请血管外科医生会诊，建议行双下肢血管彩超检查，了解患者血流情况。

2）每天行 VTE 相关体查，包括测量双下肢围度，观察皮肤温度、颜色，下肢动脉搏动情况，行霍曼氏征及尼霍夫征体查，关注患者有无出现下肢肿胀及疼痛，必要时动态监测双下肢周径，排查下肢深静脉血栓形成。

3）根据患者 VTE 风险级别，建议排除下肢深静脉血栓后采取基础预防 + 物理预防 + 药物预防措施。

（1）基础预防措施：避免脱水造成血液高凝状态，建议入量（饮水量与输液量）在 1500 ~ 2000 mL/d。避免下肢静脉穿刺。进行低盐低脂饮食，控制血糖血脂。加强活动量：指导患者卧床时行床上踝泵运动、踝关节旋转活动、翻身训练，活动强度以患者耐受为宜；增加离床活动量，每天下床活动 5 小时以上。

（2）物理预防措施：建议动态评估患者血栓风险，根据评估结果制订相应的物理预防措施，排除相关使用禁忌证，可配合使用梯度加压弹力袜及间歇充气加压装置预防 VTE。

（3）药物预防措施：建议采用低分子量肝素钠注射液 0.4 mL 皮下注射预防 VTE（每 12 小时 1 次），注意监测患者出凝血情况，关注 D - 二聚体、国际标准化比值、凝血酶原时间、纤维蛋白原，关注是否出现皮下瘀斑、口腔出血、黑便、血尿、引流液变红及伤口渗血，警惕血液高凝或出血风险。

（三）造口、伤口专科

（1）给予整体个性化方案，予患者清创，对伤口行负压封闭引流（vacuum sealing drainage，VSD）治疗，边冲洗边吸引，去除腐烂组织，刺激肉芽增生。

（2）密切观察伤口愈合情况，伤口愈合理想，可给予生理盐水清洁创面，以藻酸盐填塞，无菌敷料外包扎。患者伤口愈合情况如表 2-8-7 所示。

表 2 - 8 - 7　伤口愈合情况

内容	术后第 2 天	术后第 8 天	出院时
面积	3.0 cm×2.0 cm ×1.5 cm, 2.0 cm×1.0 cm ×1.5 cm	2.0 cm×0.5 cm×1.0 cm, 下段创面已愈合	0.8 cm×0.3 cm×0.3 cm
潜行	无潜行	无潜行	无潜行
基底	75% 黄色，25% 红色	75%红色，清洗易出血	100% 红色
渗液	浆液性渗液伴脂滴状，两层敷料渗透	量少，渗液清亮，第一层敷料渗透	渗液较前减少
NRS 评分	3 分	2 分	1 分
气味	无异味	无异味	无异味
创面处理	清创，对伤口行 VSD 治疗，边冲洗边吸引，去除腐烂组织，刺激肉芽增生	生理盐水清洁创面，以藻酸盐填塞，无菌敷料外包扎	换药处理过程同前。出院宣教：于当地医院门诊换药，频率为 2 ～ 3 天/次

（四）营养专科

（1）计算出患者的目标能量和蛋白质：根据患者体重（62 kg），计算患者每天需要的热量和蛋白质，予以目标能量 1625 ～ 1950 kcal/d，蛋白质 75 g/d。

（2）结合患者淋巴漏及胃肠道功能选择低脂饮食 + ONS（B 款短肽低脂营养粉），注意观察患者有无恶心、呕吐、腹胀、呛咳等情况。

（3）根据患者情况动态调整营养治疗方案。患者营养治疗方案落实情况如表 2 - 8 - 8 所示。

表 2 - 8 - 8　营养方案落实情况

项目	内容	术后第 4 天*	术后第 5 天至出院当天**
肠外营养	能量/kcal	1000	1000 至 0
	白蛋白/g	50	50 至 0
肠内营养	能量/kcal	1320	1550 ～ 1950
	白蛋白/g	50	80 ～ 95
总量	能量/kcal	2320	2550 ～ 2650
	白蛋白/g	100	80 ～ 105

*：术后第 4 天患者无并发症。肠内营养方案：7:00—12:00，鸡蛋羹，B 营养粉 1 包；12:00—17:00，面条半份、香蕉 1 根、B 营养粉 2 包；17:00—22:00，白粥 1 份、B 营养粉 2 包。

**：术后第 5 天至出院当天，患者无并发症。肠内营养方案（术后第 8 天予普通膳食）：7:00—12:00，菜包/白粥/鸡蛋、营养粉、蛋白粉；12:00—17:00，面条/盒饭、水果、营养粉、蛋白粉；17:00—22:00，面条/盒饭、水果、营养粉、蛋白粉。

九、术后护理结局

术后并发症预防效果良好，未发生出血，未发生盆腔无效腔感染，未发生肠瘘、尿瘘，胃肠功能恢复顺利，未发生下肢静脉血栓。伤口造口愈合良好，未出现造口相关并发症。营养干预效果理想，各项实验室检查指标见图2-8-8至图2-8-13。

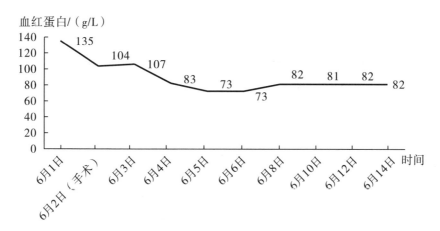

图2-8-8　患者住院期间血红蛋白水平变化趋势

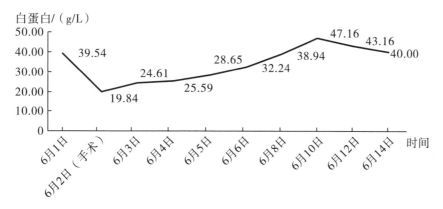

图2-8-9　患者住院期间白蛋白水平变化趋势

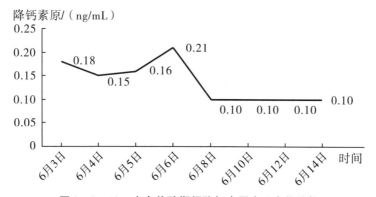

图2-8-10　患者住院期间降钙素原水平变化趋势

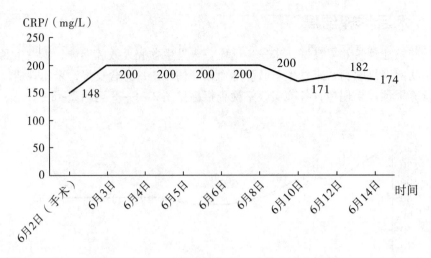

图 2 - 8 - 11　患者住院期间 CRP 水平变化趋势

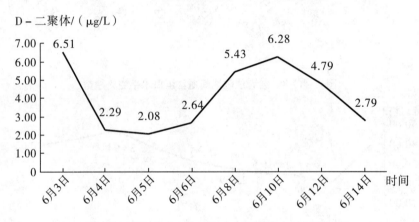

图 2 - 8 - 12　患者住院期间 D - 二聚体水平变化趋势

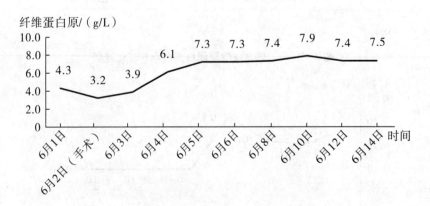

图 2 - 8 - 13　患者住院期间纤维蛋白原水平变化趋势

十、体会与反思

护理的 MDT 使患者恢复得更加顺利，可见 MDT 的重要性、必要性和有效性。从学科发展角度来说，学科交融可打破各学科间壁垒，共享精准优质护理，解决疑难复杂问题，改善患者结局，促进专科发展。

十一、专家点评

栗霞，中山大学附属第六医院，副主任护师

此类患者本身疾病复杂，同时又存在衰弱状态。基于这样的情况，医生会进行多学科甚至是多中心协作。护理同样也需要 MDT，包括泌尿外科、康复专科、伤口造口专科、营养专科等。

（案例来源：中山大学附属第六医院）

（栗霞　陈凤玲　陈瑰婷　高康　赵带　蔡嘉　孟丽）

参考文献

［1］何炎炯，周佐霖，秦启元，等. 全盆腔脏器切除治疗盆腔放射性损伤晚期并发症的初步经验［J］. 中华胃肠外科杂志，2023，26（10）：940 – 946.

［2］邱剑光. 层面外科全盆腔脏器切除治疗局部晚期肿瘤或复杂瘘［J］. 中华腔镜泌尿外科杂志（电子版），2021，15（3）：265.

［3］ANTONIO M，ELISABETTA S，ROBERTA P，et al. Survival as a clinical outcome and its spiritual significance in a cohort of patients with advanced central pelvic neoplastic disease undergoing total pelvic evisceration：a poorly debated issue［J］. Frontiers in medicine，2023（10）：1173687.

--- 案例九 ---

1 例肾癌合并 I 级癌栓患者的护理

一、引言

肾癌（renal cell carcinoma，RCC）是泌尿系统常见的恶性肿瘤，占泌尿系统肿瘤的 20.3%，占成人恶性肿瘤的 3% ～ 5%，且发病率每年以 2% ～ 4% 的速度递增，肾癌在男性泌尿系统恶性肿瘤中仅次于前列腺癌和膀胱癌。

4% ～ 10% 的肾癌患者伴有静脉癌栓，未经治疗的肾癌伴癌栓患者预后差，1 年肿瘤特异性生存率仅为 29%，肾癌根治合并癌栓切取术是目前治疗肾癌伴腔静脉癌栓最积极有效的方法。下腔静脉癌栓手术的围手术期并发症发生率为 22% ～ 70%，其中严重并发症发生率为 4.7% ～ 45.5%。最常见的严重并发症包括围手术期大出血、癌栓或血栓脱落导致肺栓塞和重要脏器功能不全。癌栓脱落导致肺栓塞的发生率为 0.9% ～ 3.4%，死亡率高达 60% ～ 75%。

二、案例资料

（一）病史资料

本案例病史资料如表 2 - 9 - 1 所示。

表 2 - 9 - 1 病史资料

项目	内容		
诊断	左肾恶性肿瘤		
入院日期	2021 年 5 月 21 日		
一般情况	姓名：赵某	性别：男	年龄：52 岁
	职业：公务员	学历：本科	宗教信仰：无
	身高：170 cm	体重：75 kg	体重指数：25.95 kg/m²
现病史	2021 年 5 月 21 日因"腰痛、血尿 3 天，尿频、尿痛 2 天"，拟诊断为血尿，泌尿系感染，"左肾肿瘤?"入住我院市区分院。入院时神志清，双侧腰部有酸胀感，左侧明显，与活动及劳累无关；间歇性肉眼血尿，血尿呈洗肉水样，无血凝块；生命体征平稳。于 5 月 29 日转入我科进一步治疗		
既往史	2020 年 12 月体检彩超提示左肾占位性病变，患者未予重视及规范化治疗。既往有高血压病史		

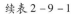

续表 2 – 9 – 1

项目	内容
个人史	无过敏史，无免疫性疾病、精神疾病、肿瘤疾病及家族遗传史
专科评估	视诊：腹平坦，未见胃肠型及蠕动波，未见腹壁静脉曲张；全程肉眼血尿，洗肉水样，无血凝块。 触诊：腹部柔软，全程无压痛；双肾未触及包块；左侧腰部明显酸胀感。 叩诊：无移动性浊音，左侧肾区有叩击痛，右侧肾区无叩击痛，输尿管行程无压痛，膀胱区无叩痛

（二）检查结果

1. 影像学及其他检查结果

市区分院：

2021 年 5 月 28 日，胸片示：胸椎退行性病变。

2021 年 5 月 28 日，泌尿系 CT 平扫＋增强示：①考虑左肾恶性肿瘤，肿块侵及左肾静脉伴癌栓形成，左肾周围脂肪间隙不清并见多发增粗迂曲血管影，左肾门及腹膜后多发淋巴结。转移瘤？②左肾盂及输尿管有积血可能，左肾周及输尿管走行区渗出；③右肾小囊肿。

我院泌尿外科：

2021 年 5 月 31 日，肾动静态显像示：左肾显影不清，无功能。

2021 年 5 月 30 日，胸部 CT 示：①左肺上叶下舌段有一明显强化小结节，疑为转移瘤；②左肺下叶外基底段及右肺上叶尖段、中叶外段另见多个小结节，拟为纤维灶；③双肺门及纵隔见多个小淋巴结，肺动脉稍扩张，胸 11 椎体左侧有血管瘤可能；④肝多发小囊肿。

2021 年 6 月 1 日，全腹 CT 示：①考虑左肾恶性肿瘤，肿块侵及左肾静脉伴癌栓形成，左肾周围脂肪间隙不清并见多发增粗迂曲血管影；②左肾门及腹膜后多发淋巴结。转移瘤？③左肾盂及输尿管积血可能，左肾周及输尿管走行区渗出；④右肾小囊肿，肝内多发囊肿，前列腺钙化。

2021 年 6 月 1 日，心脏彩超提示：左室舒张功能下降。

2021 年 6 月 3 日，人外周血异倍体细胞荧光原位杂交（fluorescence in situ hybridization，FISH）检测结果显示：异倍体细胞检测阳性，有异倍体细胞进入血液循环系统。

2. 主要阳性实验室检查结果

患者住院过程中主要的阳性实验室检查结果如图 2 – 9 – 1 至图 2 – 9 – 10 所示。

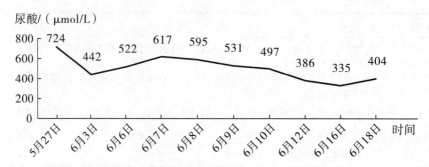

图 2-9-1　患者住院期间尿酸水平变化趋势

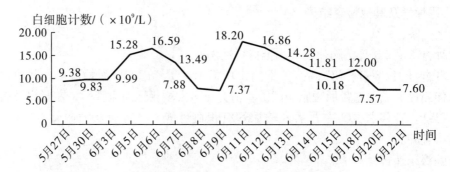

图 2-9-2　患者住院期间血白细胞计数变化趋势

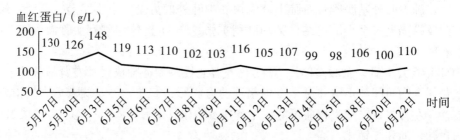

图 2-9-3　患者住院期间血红蛋白水平变化趋势

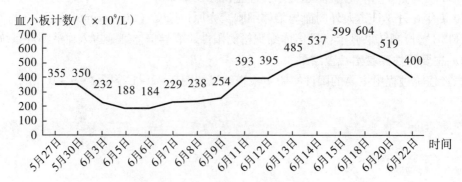

图 2-9-4　患者住院期间血小板计数变化趋势

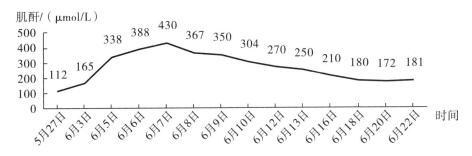

图2-9-5 患者住院期间肌酐水平变化趋势

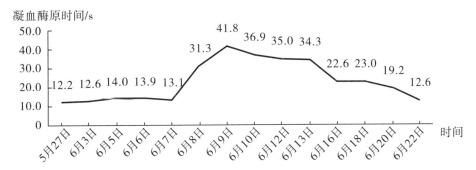

图2-9-6 患者住院期间凝血酶原时间变化趋势

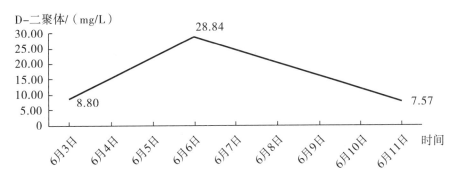

图2-9-7 患者住院期间D-二聚体水平变化趋势

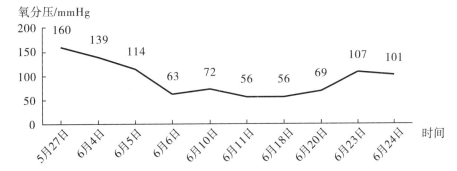

图2-9-8 患者住院期间氧分压水平变化趋势

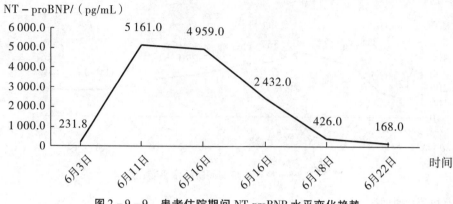

图 2 - 9 - 9　患者住院期间 NT-proBNP 水平变化趋势

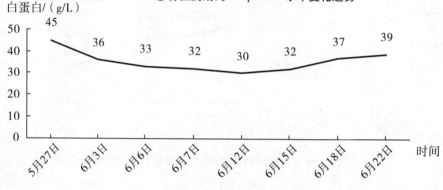

图 2 - 9 - 10　患者住院期间白蛋白水平变化趋势

（三）治疗过程

1. 市区分院治疗过程

2021 年 5 月 21 日，因"腰痛、血尿 3 天，尿频、尿痛 2 天"，拟诊断为血尿、泌尿系感染、"左肾肿瘤?"入住我院市区分院，尿常规提示：潜血"＋＋＋"，白细胞"＋＋＋"，血小板计数 $355 \times 10^9/L$，尿酸 724 μmol/L，甲胎蛋白 8.41 ng/mL。胸片示：胸椎退行性病变。泌尿系 CT 平扫＋增强示：①考虑左肾肿瘤伴出血，左肾静脉增粗、局部血栓/癌栓可能；左肾门及腹膜后多发淋巴结；左肾盂及输尿管积血可能，于左肾周及输尿管走行区渗出。②右肾小囊肿。5 月 28 日线上联系泌尿外科会诊，建议转入泌尿外科治疗。

2. 泌尿外科治疗过程

2021 年 5 月 29 日，患者转入泌尿外科拟行左肾肿瘤手术治疗。

2021 年 5 月 30 日，对该患者行全院医疗大会诊。5 月 31 日组织多学科（心内科、麻醉科、肝胆外科、营养科、胸外科、呼吸与危重症医学科、心理医学科）会诊，创建微信群，根据患者病情，就术前的肠道准备、术中体位及患者的安全管理，在癌栓取出前需要临时阻断下腔静脉两端及对侧肾静脉血流，是否存在肝脏缺血再灌注损伤风险，如何观察及提前干预等问题展开讨论。会诊意见：

患者肺部肿物需行手术治疗，但患者合并腔静脉癌栓，手术难度大，麻醉管理较复杂，建议先治疗肾肿瘤合并癌栓，待恢复后再行肺部手术。继续降压治疗，密切监测血压、心率。按要求行肠道准备。术前一天联系麻醉科，由心脏麻醉组护士负责台上及台下的配合，在术中做好体温管理、体位管理及液体管理，术前指导患者行呼吸功能锻炼，预防呼吸感染。麻醉科专科护士在术前访视时对患者进行麻醉、体位、术中配合相关知识的宣教，缓解患者紧张心理，提醒患者日常保持大便通畅，防止用力排便引起静脉系统压力急剧升高或静脉血流突然增加；防止活动使癌栓脱落发生肺栓塞，并告知患者及家属肺栓塞的主要症状及应急处理，如突发胸闷、胸痛、气促、呼吸困难时立即卧床休息，抬高床头，及时呼救。对怀疑发生肺栓塞的患者使用肺栓塞简化 Wells 评分及修正版 Geneva 评分进行快速评估。

2021 年 6 月 3 日，患者在插管全麻下行左侧肾癌根治术，肾周粘连松解、肠粘连松解，肾静脉、腔静脉取栓，腹膜后淋巴结清扫术。手术时长 7 小时 30 分钟，术中出血量 1800 mL，术中输注红细胞悬液 1100 mL、新鲜冰冻血浆 600 mL，术后转 ICU 监护。术后病理结果显示：（肾）透明细胞肾细胞癌，世界卫生组织（World Health Organization，WHO）/国际泌尿病理学会（International Society of Urological Pathology，ISUP）细胞核分级 3 级。

3. ICU 治疗过程

患者术后呼吸不稳定，转入 ICU 密切监护治疗 36 小时，给予机械通气、护胃、化痰、止血、抗感染、维持水电解质及酸碱平衡等对症支持治疗。

4. ICU 转回泌尿外科后治疗过程

2021 年 6 月 5 日，患者病情稳定后停止机械通气，拔除气管插管，转入泌尿外科病房继续治疗。转入时，患者意识清醒，精神疲惫，体温 37.4 ℃，脉搏 117 次/分，呼吸 21 次/分，血氧饱和度 99%，留置双腔导尿管，引流出淡黄色稍浑浊尿液；留置右颈内静脉导管，固定良好，予肠外营养支持，哌拉西林钠舒巴坦钠抗感染，奥美拉唑护胃等补液、对症治疗。测量中心静脉压（每 8 小时 1 次），波动范围在 8 ～ 15 cmH$_2$O；持续心电监护及中流量吸氧，心率波动在 86 ～ 118 次/分，血压波动在（102 ～ 133）/（62 ～ 76）mmHg，呼吸波动在 18 ～ 22 次/分，血氧饱和度波动在 97% ～ 100%。左侧留置肾窝引流管一条，引流出淡红色液体。Caprini 评分为 7 分（极高危），NRS 2002 评分为 4 分，改良面部表情疼痛量表（faces pain scale-revised，FPS-R）评分为 4 分。患者稍烦躁，睡眠质量欠佳。

2021 年 6 月 6 日，患者血白细胞计数 16.59 × 10^9/L，氧分压（partial pressure of oxygen，PO$_2$）63 mmHg，D - 二聚体 28.84 mg/L。肺动脉计算机体层血管成像（CT angiography，CTA）提示：①右肺中下叶肺动脉分支少许血栓/部分栓塞；②双肺后部炎症，双肺下叶膨胀不全，双侧胸腔少量积液；③左肺上叶下舌段结节灶。胸片提示双侧支气管肺炎。予以低分子量肝素钙皮下注射、华法林口服等抗凝治疗。

2021 年 6 月 9 日，患者凝血酶原时间为 41.8 秒，国际标准化比值为 3.73，纤维蛋白原水平为 4.47 g/L，活化部分凝血酶原时间为 61.2 秒，患者出现消化道出血症状，予以护胃、抑酸对症治疗，同时暂停使用低分子量肝素钙等抗凝药物；尿素氮 14.9 mmol/L，肌酐 430 μmol/L，尿酸 617 μmol/L，予尿毒清冲积排毒、金水宝片护肾治疗，监测 24 小时出入量。

当前诊断：①左肾恶性肿瘤？（侵及左肾静脉伴癌栓形成。）②左肾门及腹膜后多发淋巴结，转移瘤？③左肾无功能。④左肺结节（转移瘤可能）。⑤双肾囊肿。⑥泌尿系感染。⑦高脂血症。⑧高尿酸血症。⑨胸椎退行性变。⑩肺动脉稍扩张。

2021 年 6 月 9 日 16: 00 进行多学科护理会诊。

三、拟解决疑难护理问题

（1）心血管专科：患者出现肺栓塞合并左肾无功能，如何进行液体管理？长期抗凝治疗，如何预防血栓事件再次发生及可能导致的出血等不良反应？应该如何平衡？

（2）呼吸专科：患者 Caprini 评分为 7 分（极高危），患者合并肺栓塞，制订肺康复指导计划。

（3）快速康复专科：如何做好快速康复（包括运动处方）？利用微信肺栓塞护理管理平台，如何规范患者的诊治行为，提升患者生活质量，改善护理结局？

（4）营养专科：患者 NRS 2002 评分为 4 分，有营养不良的风险，制订营养支持治疗方案。

（5）心理专科：患者术后较烦躁，有焦虑情绪，不配合治疗，如何进行心理疏导？

四、多学科护理会诊

（一）心血管专科

（1）肺栓塞患者从术前开始持续使用华法林抗凝，需定期复查监测国际标准化比值，当国际标准化比值达到 2.0 ～ 3.0 或凝血酶原时间延长 1.5 ～ 2.5 倍时单独给予华法林抗凝。口服华法林及皮下注射低分子量肝素钙治疗肺栓塞时，定期查血常规、凝血酶原时间，防止出血，注意观察有无皮下出血、牙龈出血、咯血、呕血、血便等情况。

（2）患者心脏彩超提示二尖瓣轻度关闭不全，密切监测生命体征、中心静脉压、尿量、D - 二聚体、凝血四项、心功能指标的变化；注意观察患者有无出现呼吸困难、胸痛、咯血或晕厥等症状，警惕再次肺栓塞。指导患者避免进食油腻的食物，避免久坐，日常注意适量增加饮水，控制每天入量（包括饮水量）不超 2000 mL，严格控制输液速度，必要时使用输液泵控制输液速度，既要防止补液不足引起的低血容量休克，又要防止补液太快或过多造成心力衰竭、肺水肿。

（3）密切监测患者中心静脉压，将收缩压控制在 140 mmHg 以内。

（4）严格控制白蛋白的输注速度，保持出入量负平衡，动态监测肺部啰音、胸片、心脏彩超情况。

（二）呼吸专科

（1）肺栓塞是临床比较常见的呼吸系统血管疾病，是由药物颗粒、新生细胞、血栓等进入肺动脉及分支并阻断肺血管，引起组织血液供应不畅而导致的病症，其主要病理生理特征为肺循环、呼吸功能障碍，以焦虑不安、胸痛、上腹痛、咳嗽、呼吸困难等为主要临床表现，病情严重者甚至会出现急性心衰竭、猝死。在肺栓塞患者康复期积极地治疗可有效控制病情进展，辅以护理干预可加快患者的康复速度。

（2）患者处于术后第 6 天，右肺中下叶肺动脉分支存在少许血栓/部分栓塞，须密切观察生命体征、血氧饱和度、氧分压以及 D - 二聚体的变化，观察双下肢肢体足背动脉搏动情况，保持呼吸通畅，予床上半坐卧位。

（3）积极评估患者肺栓塞的发展情况，同时注意患者的饮食、肢体运动功能以及生活质量，随时根据病情的发展变化调整康复模式。

（4）根据患者的文化水平以及对肿瘤疾病的认知程度指导患者了解肿瘤疾病的并发症及注意事项等相关知识，自我心理调节以及营养调节、康复训练计划等相关项目。肿瘤合并栓塞患者的康复时间长，患者需认识到自我管理的重要性，加强患者的自我观察和管理，可降低并发症的发生率。

（5）患者四肢肌力 5 级，主、被动运动都可以做，术后体质虚弱，前期可以上肢被动运动为主，辅助进行轻幅度下肢被动运动，因患者凝血功能异常，DVT 高风险，不建议下肢大幅度被动运动。

（6）制订肺康复运动处方：①术后卧床期间：被动肩前屈运动，1 天 3 组，每组 15 次；被动屈髋屈膝，1 天 3 组，每组 15 次。②术后平稳期：主动肩前屈运动，1 天 3 组，每组 15 次；手臂上抬、空中踩单车运动、床上坐位训练，1 天 3 次，每次 10 ～ 30 分钟；床边坐位训练，1 天 3 次，每次 10 ～ 30 分钟；避免久坐久站。

（7）锻炼过程中关注患者主诉，锻炼强度以患者耐受为原则循序渐进。

（三）快速康复专科

1）早期活动应该根据患者血流动力学来制订，实施前对患者进行呼吸、循环、四肢肌力的评估，充分抗凝之后立即开展早期下床活动。

2）遵循马斯洛的需求层次论制订阶梯式早期活动方案：

（1）患者血流动力学稳定，四肢无肿胀。在抗凝期间（0 ～ 5 天），每 2 小时在床上自主缓慢地活动，平移，左右翻身，行踝泵运动、腓肠肌按摩。

（2）下肢肿胀者抗凝期（≤1 天）禁止大幅度翻身，抗凝期间（2 ～ 5 天）肿胀消退后，每 2 小时在床上自主缓慢地活动，平移，左右翻身，行踝泵运动。

（3）充分抗凝期（＞5 天）：床旁坐位—站立—下床活动，以患者耐受为宜。下地运动计划可选用：①6 分钟步行试验；②踏车运动（8 ～ 12 分钟）。

（4）运动中监测指标：①血氧饱和度。②呼吸情况，以患者不感到疲劳为宜。③心率控制在（220 – 年龄）×（50% ～ 60%）＝84 ～ 100 次/分。

3）患者术中在癌栓取出前需要临时阻断下腔静脉两端及对侧肾静脉血流，术后存在肝脏缺血再灌注损伤风险，应严密监测电解质变化及肝功能、凝血功能。

4）观察生命体征并制订专用病情观察表格，及时记录患者病情变化和血生化值，评估患者肝功能恢复情况：①注意患者巩膜、皮肤是否黄染，早期特别观察患者巩膜情况，结合肝功能实验室检查结果判断患者的肝功能恢复情况。②观察患者全身皮肤有无出血点、瘀斑，牙龈、口腔黏膜、鼻腔是否有出血，腹腔引流管引出液体是否由淡红变鲜红。③注意观察患者双下肢皮肤情况，特别注意踝部皮肤，可用手指按压患者脚踝皮肤，观察是否出现凹陷性水肿。

（四）营养专科

（1）患者目前为术后第 6 天，尿素氮 14.9 mmol/L，肌酐 430 μmol/L，尿酸 617 μmol/L，结合病情给予能量 25 ～ 30 kcal/(kg·d)，蛋白质 0.8 ～ 1.0 g/(kg·d)，该患者体重 75 kg，计算患者暂时需要的目标能量为 1625 ～ 1950 kcal/d，考虑到该患者

肾功能异常，要控制蛋白量，结合体重给予目标蛋白量为 52 ～ 65 g/d。

（2）患者目前进半流质饮食，结合"ORS 3＋3"模式［3 顿正餐＋餐间两次口服补液盐（oral rehydration salts，ORS）＋睡前口服 ORS，600 ～ 800 kcal/d］；当患者能进食普通膳食时：给予"ORS 3＋2"模式（3 顿正餐＋餐间两次口服 ORS，600 ～ 800 kcal/d）。注意观察患者有无恶心、呕吐、腹胀、呛咳等情况。

（3）每周评估营养状况，根据患者情况动态调整营养治疗方案。

（五）心理专科

（1）患者由于经济压力、术后治疗及预后等问题出现情绪低落、睡眠不佳，焦虑自评量表（SAS）评分为 66 分，匹兹堡睡眠质量指数量表（PSQI）评分为 18 分，患者不爱说话，情绪低落。责任护士采取叙事护理的手法，了解到患者是公务员，是单位的中层领导干部，从患者工作着手，了解患者是一个有领导能力、坚强的人，并利用患者这些优秀品质鼓励患者正确对待疾病，树立战胜疾病的信心。

（2）我们可以将叙事护理的概念贯穿于患者的整个住院周期，告知患者疾病不会100% 地操纵人，人不完全受制于疾病，每个人都是应对自身疾病的专家，是自己生命的主宰；同时利用开放式提问，引导患者说出内心的感受及担忧的问题；适当使用肢体语言，鼓励患者与其他治疗效果较好的病友交流，利用病友间的鼓励，增强患者战胜疾病的信心。

（3）详细、仔细地给患者进行手术和预后知识的宣教。

（4）建议家属给予患者更多支持和温暖，满足患者的合理需求，尽可能多地包容、理解患者的低落情绪。

（5）患者睡眠不佳，为患者营造轻松、舒适、温馨的睡眠环境，尽量集中治疗，夜间少打扰患者休息。结合中医疗法，耳穴压豆，取神门、皮质下、枕、心、垂前、脾、肝、胆、胰、肾等耳部穴位，每 3 天更换一侧，每天自行按压 3 ～ 5 次，每次每穴位 1 ～ 2 分钟。消除环境因素，听书助眠。

（6）为患者推荐《大悲咒》等静心的轻音乐，在睡前或者心情烦躁时听，安抚患者的情绪。

五、护理结局

2021 年 6 月 10 日，科室立即组建肺栓塞护理小组。当班护士保持高度警惕，给予患者预见性护理，一旦出现异常，立即报告医生。为患者提供舒适的环境，减少探视，卧床期间定时协助患者进行翻身，避免出现压力性损伤。同时积极收集国内外的相关护理文献，总结已有的护理手段，通过对各项资料的整合，结合患者的实际状况制订针对性的护理方案，使护理更加专业、全面。观察患者情绪，倾听其主诉，对其下肢围度进行仔细测量，及时向患者传递有关急性肺栓塞的知识，使患者能够了解病情特点，通过判断胸闷的程度，胸痛范围，胸痛感是否加剧等情况加强自我监测。

经过多学科的协作诊治及个性化的护理，住院期间，患者液体摄入适量（图 2－9－11），肺栓塞得到控制，肺功能恢复良好，未出现心力衰竭，精神状态良好，营养达到正常水平，顺利出院。在出院后的第 7 天、第 14 天、1 个月、3 个月、6 个月、1 年进行多方式、多途径的随访，患者状态良好，无其他不适。

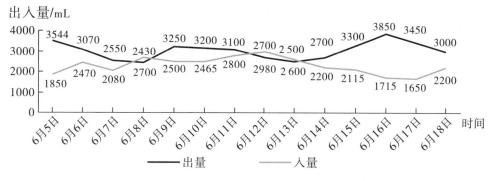

图 2 - 9 - 11　患者住院期间出入量趋势

六、体会与反思

肾癌合并癌栓手术风险大、护理难，且有发生致命出血、栓塞并发症的风险，癌栓更容易通过肾静脉侵入下腔静脉，需要多学科医护高度合作。围手术期应高度重视此类并发症风险，监测凝血指标，完善腹部血管及下肢血管影像检查。术前积极抗凝治疗以及术中经食管超声监测血流动力学是预防并早期发现肺栓塞的重要手段。抗凝保守治疗为围手术期急性肺栓塞的治疗选择。心、肝、肾等重要脏器功能不全是常见的术后早期并发症之一。下腔静脉离断术引起的急剧血流动力学变化可诱发心功能不全，多学科的介入提供合理的术前决策及准备是避免此类并发症的关键。通过多学科的交叉讨论与学习，提升了团队的凝聚力和诊疗水平；结合科室实际条件与情况反馈，优化了科室对于急性肺栓塞的早期识别与处理流程，形成系统化的延续护理。

七、专家点评

蓝丽，中山大学附属第一医院，副主任护师

该案例属于以解决临床实际护理问题为核心的护理危重病例 MDT 讨论案例。肾癌合并 I 级癌栓的案例在大型三甲医院并不少见，但该案例合并"肺转移瘤、右肺中下叶肺动脉分支少许血栓/部分栓塞、肺功能下降、肾功能不全"等复杂情况，术前就可预见术后的各种并发症风险存在，进行 MDT 非常必要，如果选择在术前进行则更佳。

该案例术中用时 7.5 小时，结合术前的情况，以及术后 ICU 治疗的经历，存在以下风险问题：①右肺中下叶肺动脉分支少许血栓/部分栓塞需要溶栓治疗与术后增加出血并发症高危风险；②右肺中下叶肺动脉分支少许血栓/部分栓塞与患者是否能早期活动、如何活动的权衡把握；③患者经历肾癌手术与后期继续接受肺转移瘤治疗，心理承受能力是否足够。该 MDT 团队能紧紧围绕上述问题，通过评估、讨论，制订系列具体的措施，尤其是叙事护理和音乐心理疏导的方式在这个案例中成功实施，也是一个亮点，为同行提供处理类似病例的参考。该案例术前使用华法林抗凝，是否使用其他药物替代更佳？虽然这属于医疗范畴的考虑，读者们也可以采取辩证思维在临床中进行不同的实践总结。

　　值得提出的是，是否启用护理 MDT，每个医疗机构可以有自己的标准。例如，虽然肾癌合并癌栓的案例在大型三甲医院，尤其是肿瘤专科医院属于常见的病例，但在较少开展此类手术的医疗机构，此类手术作为新技术或较少实施的技术，可以启动 MDT，目的是保障患者安全、促进患者康复。

（案例来源：粤北人民医院）

（谢明　陈虞娟）

参考文献

［1］陈桂丽，钟美浓，黄师菊，等. 1 例肾癌合并肝后高位下腔静脉癌栓患者的护理 ［J］. 护理学报，2020，27（1）：62 – 63.

［2］贵晓雨，娄栋舒. 五音疗法与耳穴压豆联合正念冥想训练对广泛性焦虑症患者负性情绪及睡眠质量的影响 ［J］. 内蒙古医学杂志，2023，55（7）：888 – 889，892.

［3］黄健，张旭. 中国泌尿外科和男科疾病诊断治疗指南：2022 版 ［M］. 北京：科学出版社，2022.

［4］柯炜，周洪勇，杨春光，等. 左侧肾癌合并下腔静脉瘤栓 1 例报告 ［J］. 现代泌尿生殖肿瘤杂志，2021，13（1）：54 – 55，64.

［5］刘婷，韩晓蓉，刘文静，等. 支气管动脉栓塞术治疗咯血患儿的围手术期护理 ［J］. 中华护理杂志，2019，54（5）：686 – 689.

［6］马鑫，何志嵩，马潞林，等. 机器人肾癌伴静脉癌栓切除术专家共识 ［J］. 微创泌尿外科杂志，2023，12（1）：1 – 7.

［7］凡莉，彭南海，黄骞，等. 1 例急性肠系膜上静脉血栓形成患者行肠部分切除术后并发急性肺栓塞的护理 ［J］. 护理学报，2019，26（1）：62 – 64.

［8］孙丙亮，许珍真，胡晓，等. 肾癌合并静脉癌栓患者术后并发症预测模型构建 ［J］. 国际麻醉学与复苏杂志，2021，42（11）：1184 – 1190.

［9］王雪，李琼琼，唐晟，等. 6 例肾癌伴Ⅳ级瘤栓患者围手术期的护理 ［J］. 微创泌尿外科杂志，2020，9（1）：19 – 22.

［10］CHEN K，LIU Z，LI Y，et al. Diagnosis and treatment strategies for intraoperative pulmonary embolism caused by renal tumor thrombus shedding ［J］. Journal of cardiac surgery，2022，37（11）：3973 – 3983.

案例十

1 例尿脓毒血症合并急性心力衰竭患者的护理

一、引言

脓毒血症是机体对感染产生的异常宿主反应所致的危及生命的器官功能障碍，是涉及生理、病理、生物化学等多方面异常的综合性病症。尿脓毒血症是泌尿外科常见的危重症疾病，是因尿路感染出现临床症状并且伴有全身炎症反应的征象，病情进展迅速，容易导致感染性休克乃至全身多器官功能衰竭。流行病学资料显示，脓毒性休克患者的住院病死率高达 40%。然而，尿脓毒血症患者早期有效的液体复苏是关键环节，若能迅速恢复循环血容量，改善组织器官的微循环灌注，可提高脓毒症休克患者的存活率。但是，患者短期内大量输液将会面临容量超负荷的风险。因此，研究合理优化尿脓毒血症容量超负荷合并急性心力衰竭的液体管理策略，改善患者临床结局仍是临床面临的重要课题。本案例为 1 例尿脓毒血症合并急性心力衰竭患者的护理案例，旨在总结护理经验，为临床护理提供决策。

二、案例资料

（一）病史资料

本案例病史资料如表 2 - 10 - 1 所示。

表 2 - 10 - 1　病史资料

项目	内容		
诊断	左侧输尿管结石伴积水		
入院日期	2023 年 8 月 11 日		
一般情况	姓名：谭某 职业：家庭妇女 身高：147.5 cm	性别：女 学历：小学 体重：50 kg	年龄：62 岁 宗教信仰：无 BMI：22.98 kg/m²
现病史	3 天余前无明显诱因开始出现左侧腰区疼痛，呈阵发性，无向他处放射，伴恶心、呕吐、腹泻，无尿频、尿急、尿痛，无多尿、少尿、无尿，无血尿，无排尿困难，无畏寒、发热，眼睑及双下肢水肿，无泛酸、嗳气，无腹胀		
既往史	既往因尿石症行体外冲击波碎石术；曾行甲状腺部分切除术，术后恢复可。否认肝炎、结核、传染病病史，否认高血压病、糖尿病、冠心病病史		
个人史	在原籍出生长大，否认疫区、疫情、疫水接触史，否认吸烟、酗酒史		

续表 2 - 10 - 1

项目	内容
专科评估	视诊：双侧脊肋区平坦，腹部柔软，尿道外口未见异常分泌物。 触诊：双肾区无压痛，双肾下极未扪及，左侧上段输尿管点压痛，右侧输尿管行径无压痛，耻骨上区无压痛。 叩诊：双肾区无叩击痛，耻骨上区叩诊呈鼓音。 听诊：双肾区未闻及血管杂音，听诊肠鸣音 4 ~ 5 次/分

（二）治疗经过

2023 年 8 月 11 日 17:00 患者因"左侧腰区疼痛 3 天余"步行入院，门诊肾盂静脉造影检查提示：左侧输尿管上段结石合并左肾轻度积液，左肾功能部分受损。患者入院时体温 36.5 ℃，脉搏 117 次/分，呼吸 20 次/分，血压 104/66 mmHg，自诉左侧腰区阵发性疼痛，伴恶心、呕吐，排 5 次水样便。入院后予抗感染、解痉止痛、止呕、止泻等对症支持治疗。21:00 脉搏波动在 103 ~ 122 次/分，血压波动在（90 ~ 96）/（54 ~ 65）mmHg，入院抽血结果显示：白细胞计数 24.66×10^9/L，血小板计数 26×10^9/L，肌钙蛋白 I 水平为 411.0 ng/L。行床边心电图提示：窦性心动过速，Ⅲ，AVF 异常 Q 波。予心电监测及血氧饱和度监测，升级抗生素抗感染、液体复苏对症处理。

2023 年 8 月 12 日 4:00，抽血结果显示：白细胞计数 24.06×10^9/L，血小板计数 20×10^9/L，白介素 -6（interleukin-6，IL-6）水平为 1363 pg/mL，降钙素原 50.58 ng/mL，总蛋白 48.1 g/L，白蛋白 25.6 g/L，血钠 134.7 mmol/L，NT-proBNP 水平为 4470 ng/L，肌钙蛋白 I 水平为 370.0 ng/L。

2023 年 8 月 12 日 8:00，患者意识清醒，精神疲倦，活动耐力弱，呼吸稍促，波动在 22 ~ 28 次/分，心率快，波动在 100 ~ 120 次/分，血压波动在（83 ~ 98）/（50 ~ 58）mmHg，血氧饱和度波动在 96% ~ 98%。双下肢轻度浮肿，肺部听诊散在湿啰音，继续予抗感染、抗心衰、液体复苏等对症支持治疗。行床边心脏超声提示：EF 65%，下腔静脉塌陷率大于 50%，心脏结构大致正常；彩超大致正常；左、右心室收缩功能正常。尿培养结果无细菌生长。

当前诊断：①左侧输尿管结石伴积水；②脓毒性休克；③泌尿道感染；④急性左心衰；⑤低蛋白血症；⑥血小板减少。

组织多学科护理会诊。

（三）护理评估

1. 尿脓毒血症

1）高危风险因素：女性，年龄大于 60 岁（人口学因素）；总蛋白 48.1 g/L；白蛋白 25.6 g/L（疾病因素）；输尿管结石伴积水（结石和感染因素）。

2）病情识别：

（1）症状的识别：心率增快，波动在 103 ~ 122 次/分；血压下降，波动在（90 ~ 96）/（54 ~ 63）mmHg（入院时血压 104/66 mmHg）。

（2）病情进展的识别：英国国家早期预警评分（national early warning score，NEWS）（表2-10-2）为5分，序贯器官衰竭评分（sequential organ failure assessment，SOFA）（表2-10-3）为5分。

表2-10-2　英国国家早期预警评分（NEWS）

参数	评分						
	3分	2分	1分	0分	1分	2分	3分
呼吸频率/（次/分）	≤8	—	9～11	12～20	—	21～24	≥25
血氧饱和度/%	≤91	92～93	94～95	≥96	—	—	—
测血氧饱和度时是否氧疗	—	是	—	否	—	—	—
心率/（次/分）	≤40	—	41～50	51～90	91～110	111～130	≥131
收缩压/mmHg*	≤90	91～100	101～110	111～219	—	—	≥220
体温/℃	≤35.0	—	35.1～36.0	36.1～38.0	38.1～39.1	≥39.1	—
意识**	—	—	—	A	—	—	V/P/U

*：1 mmHg＝0.133 kPa。

**：A：意识清醒。V：对声音有反应。P：对疼痛有反应。U：无反应。

表2-10-3　序贯器官衰竭评分（SOFA）

系统	变量	0分	1分	2分	3分	4分
呼吸	动脉氧分压/吸入氧浓度/mmHg	>400	≤400	≤300	≤200	≤100
	呼吸机支持	—	—	—	是	是
血液	血小板计数/（×10⁹/L）	>150	≤150	≤100	≤50	≤20
肝脏	胆红素/（μmol/L）	<20.5	≤34.1	≤102.5	≤205.1	>205.2
循环	平均动脉压/mmHg	≥70	<70			
	多巴胺/［μg/（kg·min）］	—	—	≤5	>5	>15
	多巴酚丁胺/［μg/（kg·min）］	任何剂量				
	肾上腺素/［μg/（kg·min）］	—	—	—	≤0.1	>0.1
	去甲肾上腺素/［μg/（kg·min）］	—	—	—	≤0.1	>0.1
神经	GCS*/分	15	13～14	10～12	6～9	<6
肾脏	肌酐/（μmol/L）	<106	≤176	≤308	≤442	>442
	尿量/（mL/d）	—	—	—	≤500	≤200

*：GCS，Glasgow coma score，格拉斯哥昏迷评分。

（3）早期预警指标的识别：白细胞计数 24.66×10^9/L，血小板计数 26×10^9/L，白介素 −6 水平为 1363 pg/mL，降钙素原 50.58 ng/mL。

2. 急性左心衰竭

（1）诱因：尿脓毒血症、高龄、液体量输入过多。

（2）病情的识别：心率快（波动在 103～122 次/分），呼吸稍促（波动于 22～28 次/分），精神倦怠，伴有乏力、下肢轻度浮肿，食欲不振，恶心、腹胀。

（3）检查、检验结果：NT-proBNP 4470 ng/L，肌钙蛋白Ⅰ 370.0 ng/L。床边心电图提示：窦性心动过速。床边心脏超声提示：EF 65%，下腔静脉塌陷率 >50%，心脏结构大致正常；彩超大致正常；左、右心室收缩功能正常。

3. 营养风险评估

NRS 2002 终筛结果 ≥3 分。

4. 静脉血栓风险评估

Caprini 评分为 6 分。

5. 心理评估

焦虑自评量表（SAS）评分为 65 分，中度焦虑情绪。

6. 其他

日常生活活动（activities of daily living，ADL）评估为 25 分，重度依赖状态；跌倒评分为 50 分，属于跌倒高风险。

三、拟解决疑难护理问题

邀请重症医学科、心血管内科、营养科进行多学科会诊。

（1）重症医学科：患者处于尿脓毒血症休克早期，制订抗休克管理方案。

（2）心血管内科专科：如何精准评估患者心肺功能？制订精准的液体管理方案。

（3）营养专科：患者 NRS 2002 评分 ≥3 分，有营养不良的风险，制订营养支持治疗方案。

（4）泌尿外科专科：患者 Caprini 评分为 6 分（高危），存在 VTE 形成高风险，结合会诊科室意见及患者病情变化制订预防 VTE 措施和快速康复活动方案。

四、多学科护理会诊

（一）重症医学科

1）抗感染的护理：重症医学科会诊意见考虑患者处于尿脓毒血症休克早期，建议继续液体复苏，采取碳青霉烯抗感染方案。遵医嘱升级使用注射用亚胺培南西司他丁钠 1g，每 8 小时 1 次，执行抗感染治疗。为患者做好基础护理，包括口腔护理，每 12 小时 1 次；会阴抹洗，每天 2 次；手卫生及导尿管的维护，以保持会阴部的清洁、干燥，预防感染。

2）液体复苏的护理：由于患者血小板计数低，仅 26×10^9/L，麻醉科会诊暂不建议留置深静脉置管。开通双通道，按照"先晶后胶"的原则，遵医嘱予液体复苏（3 小时内输注 ≥30 mL/kg 的液体）。并注意肾功能和心功能，控制补液速度及量。

3）全面综合评估、观察病情，备好抢救用物：遵医嘱予持续心电监测及血氧饱和度监测，予双腔鼻导管低流量吸氧，1～2 L/min，每15～30分钟评估生命体征变化1次，复苏目标为6小时内维持平均动脉压≥65 mmHg。

（1）神经系统：每班观察患者意识、瞳孔的变化，做好镇痛的评估，预防脑水肿；观察有无烦躁等。

（2）心肺系统：监测血压、呼吸、心率、尿量的变化，有无低氧血症；评估是否需要高流量湿化吸氧、大流量吸氧、备气管插管或呼吸机给氧。

（3）消化系统：观察有无应激性胃溃疡、便血、恶心、呕吐、胃肠胀气等。

（4）内分泌系统：观察血糖的变化。

（5）免疫系统：观察有无免疫力下降的表现。

4）遵医嘱留置尿管，尿管呈弧形二次固定，每班准确记录尿量，观察尿液颜色和性状，定期复查尿常规。

5）协助医生消除病因，医护共同严密动态监测各项指标，如感染指标、循环指标、心功能指标、肾功能指标等。

（二）心血管内科专科

1）保持呼吸道通畅。

2）患者存在急性左心衰竭的情况，须密切监测生命体征（血压、心率及心律、呼吸频率和血氧饱和度等）的变化，动态监测心脏彩超、心电图及心功能指标（包括心肌酶、脑利尿钠肽）、炎症指标、D-二聚体、肾功能、电解质、血气分析等的变化。注意观察患者有无气急、气短、夜间阵发性呼吸困难等症状，有无出现咳粉红色泡沫痰、端坐呼吸、肢端发冷、大汗等表现；有无出现肝脏肿大、淤血、颈静脉怒张、胃肠道淤血（腹胀、食欲缺乏、恶心、呕吐）、双下肢（胫前）对称性的凹陷性水肿等右心衰的临床表现。观察患者精神、情绪变化，有无疲乏、烦躁等。评估是否需要准备高流量氧疗仪、无创呼吸机等抢救用物。

3）动态评估患者容量负荷情况，准确记录24小时出入量。

（1）在脓毒血症液体复苏原则的基础上，严格掌握"心衰患者输液不能快"的原则，使用可控速的专用输液器根据患者的病情变化调整输液速度和量，并观察药物的治疗效果及不良反应。

（2）严密监测患者体重，建议每天下降0.5 kg左右。

（3）医护共同制订出入量负平衡目标（图2-10-1）。关注患者每天进食与饮水情况，为患者及家属提供"常见食物含水量换算表"，"大便含水量换算表"，食物称重器，带刻度的水杯，记录出入量。根据病情变化，每天的出入量目标值为-1000～-500 mL。每天出入量达到计划目标值。

（4）观察患者夜间睡眠体位，有无干咳、夜间阵发性呼吸困难等情况。每班观察患者皮肤湿润度、舌头湿润度。

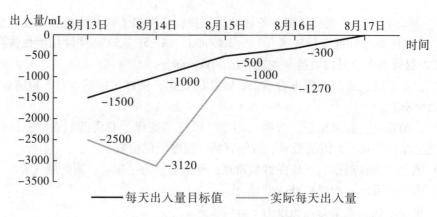

图 2 - 10 - 1　医护共同制订的每天出入量目标值及实际出入量

（三）营养专科

《拯救脓毒症运动：脓毒症与感染性休克治疗国际指南 2021 版》中提到：在耐受的情况下早期（72 小时内）给予患者口服或肠内营养可能有利于尿脓毒症患者的恢复，同时减少治疗成本。

1）计算患者的目标营养需要量：患者入院时自诉恶心、呕吐、近 5 天进食极少，营养摄入少于平时食量的 20%，体重下降约 2 kg，约为平时体重的 4%。检验结果提示：总蛋白 48.1 g/L；白蛋白 25.6 g/L。患者无糖尿病史。NRS 2002 终筛结果≥3 分，有营养干预指征。此患者处于感染状态，热量可给予 30 ～ 35 kcal/（kg·d），患者的理想体重为 42.5 kg，每天的营养目标需要量为 1275 ～ 1488 kcal/d。但患者心功能不全，应控制液体量，而且患者胃纳差，根据患者日常进食习惯，与患者共同制订个体化的营养计划。

2）美国肠外肠内营养学会及重症医学会（American Society for Parenteral and Enteral Nutrition/Society of Critical Care Medicine，ASPEN/SCCM）和欧洲临床营养与代谢学会（European Society for Clinical Nutrition and Metabolism，ESPEN）均指出：对于重症患者，若胃肠道功能良好，推荐早期肠内营养支持。早期肠内营养是危重症患者首选的喂养方式，不仅能改善患者的营养状况，同时能保持患者肠黏膜结构和功能的完整性，促进疾病的康复。在患者日常饮食中，予预消化型肠内营养补充。

3）根据患者日常进食习惯，指导进食高蛋白饮食，鼓励家属熬制营养汤水并适当加盐（患者血钠 134.7 mmol/L）。

4）予静脉滴注白蛋白 50 mL，每天 2 次。

5）每周进行一次营养评估，并根据营养评估结果动态调整营养方案。

（四）泌尿外科专科

1）每周对患者进行血栓风险评估，监测患者凝血功能，以及 D - 二聚体、纤维蛋白原水平，警惕血液高凝。注意观察患者双下肢血运情况，包括皮肤温度、颜色，下肢动脉搏动情况，有无下肢肿胀及疼痛等症状。严密监测患者的生命体征变化，根据病情变化，制订每天的活动方案及活动目标，包括活动时间、活动内容、活动量，确保患者康复活动效果，预防下肢深静脉血栓的形成。

2）8月11日至8月14日卧床休息期间，避免坠积性肺炎、静脉血栓、压疮等并发症的发生。结合患者X线片检查结果，告知患者床上活动的优点及重要性，指导患者进行深呼吸运动（吸气与呼气比值应达1:1.5～1:2，每天3次，每次30组）。使患者掌握有效咳嗽咳痰的方法，翻身拍背的方法（翻身、拍背，每3小时1次）。使用Caprini评分评估患者血栓风险，监测患者双下肢围度，指导患者行踝泵运动（包括屈伸动作、绕环动作），频率为：每天3～4组，每组20～30次。

3）病情稳定后，指导患者离床活动。离床活动前评估患者的症状和体征，患者须达到离床活动功能水平：意识清，血氧饱和度≥95%，心率稳定在50～100次/分，且无严重的心律不齐；呼吸频率≤30次/分，且无憋气或呼吸困难；无疲乏、头晕、恶心、冒冷汗等主观感受。并为患者制订离床活动方案。

离床活动期间，观察有无以下症状，如果符合任意一条指征，立即暂停活动。包括：①血氧饱和度<90%。②活动时心率低于50次/分或达到运动靶心率。运动靶心率计算公式：运动靶心率=（最大心率－静息心率）×（60%～80%）+静息心率。③血压超过基础血压的20%。④患者自觉无力、头晕、恶心、直立不耐受等。

（1）8月15日：①下床活动包括床旁坐位、床边站立、下床步行，每天2～3次，每次10～20分钟。②推荐步行距离>100 m。首次离床时要由责任护士协助，之后每次的下床活动可由家属或护工陪同以保证安全。

（2）8月16日：①下床活动包括床旁坐位、床边站立、下床步行，每天2～3次，每次10～20分钟。②推荐步行距离>100 m。

（3）8月17日：①下床活动包括床旁坐位、床边站立、下床步行，每天至少4次，每次30分钟。②推荐步行距离为每次至少60 m，1天至少4次。

（4）8月18日以后，患者可独立活动。

4）预防潜在的并发症——出血。

（1）避免创伤：每班观察患者全身皮肤黏膜有无出血、瘀点、瘀斑等，观察尿液的颜色、性状变化。

（2）遵医嘱予输注血小板2 U，并定期复查血常规。

（3）饮食指导：指导患者多吃含铁丰富和高蛋白的食物，如以瘦肉、鱼类等易消化食物为主，避免刺激性食物。

（4）嘱24小时留陪护人员，协助患者进行日常生活护理，避免碰撞。

（5）为患者提供安静舒适的病房环境，指导患者活动时缓慢移动，加强心理护理，保持情绪稳定，减少血小板的消耗。

（6）心理护理。患者SAS评分为65分，属于中度焦虑。责任护士与患者进行一对一沟通，及时掌握患者心理变化，有的放矢，实施针对性护理，缓解患者的负性情绪。为患者讲解疾病相关知识，帮助患者树立战胜疾病的信心。动态评估患者的病情变化，及时解决现存问题，提高患者的就医依从性，出院前一天，患者SAS评分为45分，焦虑程度减轻。必要时请心理专科护士会诊。

5）疼痛管理：每班使用数字分级评分法（NRS）评估术后疼痛程度，NRS评分<4分时，向患者解释病情，及时安慰患者，让患者卧床休息，分散注意力；若NRS评分

≥4 分，疼痛仍无缓解，报告医生并按医嘱行止痛处理。指导患者出院后避免剧烈活动，尽量避免做弯腰、扭腰的动作，避免提重物（5 kg 以上），观察尿液的颜色、性状，有无发热、排尿困难等，出院 1 ～ 3 个月内返院复诊并拔除双 J 管。

五、护理结局

经过一系列的抗感染、液体复苏、抗心衰、解痉止痛、维持内环境稳定、营养支持等对症支持治疗后，患者感染指标、心功能指标逐渐好转（图 2 - 10 - 2 至图 2 - 10 - 6），感染得到很好的控制，左心衰竭的症状得到缓解，精神状态良好，呼吸功能恢复良好。患者血小板计数、血清总蛋白、白蛋白、血钠逐渐恢复正常（图 2 - 10 - 7 至图 2 - 10 - 9），营养得到改善。住院期间，活动耐力逐渐增强，未发生坠积性肺炎、静脉血栓、压疮等并发症。于 2023 年 8 月 21 日于全麻下行经输尿管软镜左肾结石钬激光碎石取石术，手术过程顺利，2023 年 8 月 25 日康复出院。

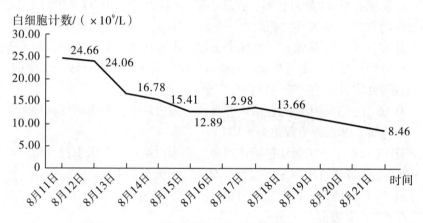

图 2 - 10 - 2　患者住院期间血白细胞计数变化趋势

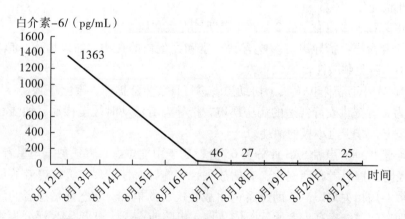

图 2 - 10 - 3　患者住院期间血白介素 - 6 水平变化趋势

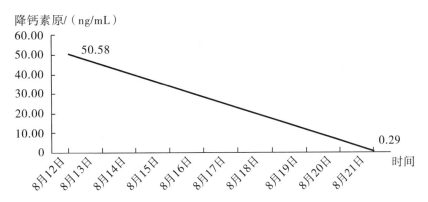

图2-10-4 患者住院期间血清降钙素原水平变化趋势

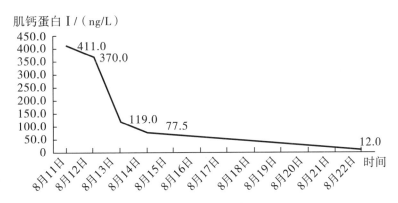

图2-1-5 患者住院期间肌钙蛋白 I 水平变化趋势

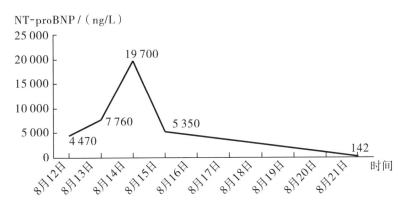

图2-10-6 患者住院期间 NT-proBNP 水平变化趋势

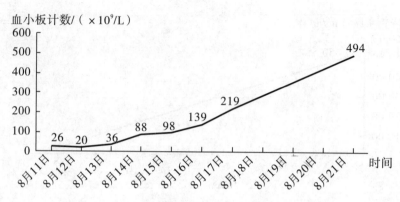

图2-10-7 患者住院期间血小板计数水平变化趋势

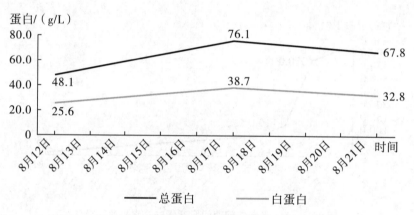

图2-10-8 患者住院期间血总蛋白、白蛋白水平变化趋势

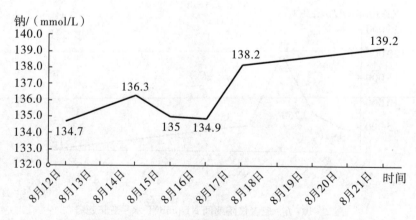

图2-10-9 患者住院期间血钠水平变化趋势

六、体会与反思

（1）尿脓毒症是泌尿外科常见的急危重症。在脓毒症休克患者的集束化治疗方案中，早期大量液体复苏是关键环节，旨在尽快恢复组织灌注。然而，这同时也存在容量过负荷的风险，与患者不良预后密切相关。脓毒血症休克早期液体复苏期间，如何把控液体出入量，预防急性心力衰竭的发生是临床面临的重要课题。

（2）作为临床护理人员，要时刻以全局的观念预判患者病情，充分掌握尿脓毒症的早期识别、监测、干预和预防知识，避免病情进一步加重。在脓毒血症治疗当中，应动态关注容量超负荷和液体复苏之间的平衡，从而避免并发症的发生。

七、专家点评

张巧珍，广州医科大学附属第二医院，主管护师

该案例介绍的是一例左侧输尿管结石伴积水并发脓毒性休克，同时合并急性左心衰的患者，经重症医学科、心血管内科、营养科等多学科护理会诊，制订休克管理方案、液体管理方案及营养支持治疗方案，医护团队紧密配合，落实抗感染、液体复苏、抗心衰、营养支持等对症治疗后，感染指标、心功能指标逐渐好转，顺利完成手术，康复出院。尿脓毒血症进展迅速、凶险，容易导致感染性休克、全身多器官功能衰竭，该病例邀请多学科会诊非常及时，会诊充分评估患者病情，各专科给予的会诊意见非常丰富，护理团队能根据指导意见落实，值得护理同行借鉴学习。

建议多学科会诊意见以专科为单位，提出针对患者目前情况该给予的具体护理措施，以便更好地指导护士落实。在病情变化描述中，一些重要指标须关注，例如：尿培养结果对抗生素的选择有重要意义；炎症反应可能会导致血糖升高，血糖管理控制也是影响患者脓毒性休克进展的重要因素。建议在患者病情变化及护理结局中，对这2个指标进行追踪。此外，指导该患者出院后复查尿常规、心功能，在心功能正常的基础上指导患者合理饮水，增加尿量，预防泌尿系感染也是我们该关注的环节。

（案例来源：佛山市第一人民医院）

（张建华 苏颖仪 胡凯惠）

参考文献

[1] 陈凤英，邓颖，李燕，等. 急性心力衰竭中国急诊管理指南（2022）[J]. 临床急诊杂志，2022，23（8）：519－547.

[2] 黄健，张旭. 中国泌尿外科和男科疾病诊断治疗指南：2022版［M］. 北京：科学出版社，2022.

[3] 李恭会，王正会. 腔内碎石术后尿源性脓毒血症研究进展［J］. 浙江医学，2020，42（24）：2605－2608.

[4] 李玉婷，李洪祥，张东. 脓毒性休克患者容量过负荷的危险因素及预后分析［J］. 中华急诊医学杂志，2018，27（5）：524－528.

[5] 李庆印，李峥，康晓凤，等. 成人急性心力衰竭护理实践指南［J］. 中国护理管理，2016，16（9）：

1179 – 1188.

[6] 孙红玲，刘丽欢，刘春香，等. 尿路结石腔内碎石患者围手术期并发尿脓毒症护理专家共识 [J]. 中华护理杂志，2022，57 (8)：914 – 917.

[7] 尚游，米元元，黄海燕. 中国危重症患者肠内营养支持常见并发症预防管理专家共识 [J]. 中华危重病急救医学，2021，33 (8)：897 – 912.

[8] 王槐岚，朱世斌，李恭会. 尿源性脓毒血症早期预警研究现状与展望 [J]. 健康研究，2020，40 (6)：656 – 659.

[9] CHENG B, XIE G, YAO S, et al. Epidemiology of severe sepsis in critically ill surgical patients in ten university hospitals in China [J]. Critical care medicine, 2007, 35 (11)：2538 – 2546.

[10] EVANS L, RHODES A, ALHAZZANI W, et al. Surviving sepsis campaign: international guidelines for management of sepsis and septic shock 2021 [J]. Intensive care medicine, 2021, 47 (11)：1181 – 1247.

[11] KUMAR G, KUMAR N, TANEJA A, et al. Nationwide trends of severe sepsis in the 21st century (2000—2007) [J]. Chest, 2011, 140 (5)：1223 – 1231.

[12] SINGER M, DEUTSCHMAN C S, SEYMOUR C W, et al. The third international consensus definitions for sepsis and septic shock (sepsis – 3) [J]. JAMA, 2016, 315 (8)：801 – 810.

案例十一

1 例中期妊娠合并肾肿瘤患者的护理

一、引言

妊娠期发生肾肿瘤较罕见，发病率难以从文献报道进行准确评估，主要因为患者多无明显临床症状，且病因并未明确。治疗方案可根据肿瘤大小、生长速度、临床表现及治疗意愿等进行综合考虑。对于肿瘤出现相关症状，体积较大（最长直径大于 4 cm）、生长速度较快的情况应考虑积极手术治疗。中期妊娠孕妇对生育及保存生育力有迫切的需求，对于肾肿瘤的处理无论是采取非手术治疗还是手术治疗，对胎儿的安全都具有不确定性，容易导致流产等不良结局，显著增加了治疗及护理的难度。因此，围术期确保母胎生命安全，预防术后并发症，降低胎儿死亡率显得尤为重要。

二、案例资料

（一）病史资料

本案例病史资料如表 2 - 11 - 1 所示。

表 2 - 11 - 1 病史资料

项目	内容
诊断	①左肾下极肿物待查；②中期妊娠
入院日期	2023 年 8 月 25 日
一般情况	姓名：黄某　　　　性别：女　　　　年龄：27 岁 职业：服务业人员　学历：本科　　宗教信仰：无 身高：158 cm　　　体重：49.3 kg　　BMI：19.75 kg/m^2
现病史	患者停经 23^{+6}周，1 个月余前患者妊娠体检时查泌尿系彩超发现左肾下极外凸实性占位灶，大小约 34 mm×28 mm×29 mm，无恶心、呕吐，无尿频、尿急、尿痛，无肉眼可见血尿，偶有腰部酸痛。患者精神、胃纳、睡眠可，二便正常。定期至我院产检，未发现胎儿异常
既往史	否认高血压病、糖尿病、冠心病、脑梗死、肾病等病史，否认肝炎、结核、伤寒等传染病史，预防接种史不详，否认药物、食物过敏史，否认外伤史，否认输血史
个人史	孕产史 G1P0A0，无抽烟、饮酒，无药物依赖，无过敏史

续表2-11-1

项目	内容
专科评估	视诊：腹膨隆，软，未见明显腹壁静脉显露，未见胃肠型，未见腹壁静脉曲张。 触诊：腹部未扪及包块，阑尾区未见压痛及反跳痛。腰部不饱满，双侧肾脏未能触及，双侧肋脊点、肋腰点、季肋点无明显压痛。肝右肋下、剑突下未触及，脾未触及，胆囊未触及，墨菲（Murphy）征阴性。胎动如常，未扪及敏感宫缩。 叩诊：无移动性浊音，双肾区无叩击痛，膀胱无叩痛。 护理专科评分：NRS评分为0分，日常生活活动（ADL）评分为100分，NRS 2002评分为0分，Caprini评分为1分

（二）检查结果

1. 影像学检查结果

2023年7月14日我院泌尿B超：左肾下极外凸，可见一低回声团，大小约34 mm×28 mm×29 mm，边界清，规则、性质待定。右肾、膀胱超声检查未见明显异常。

2023年7月17日我院MRI：①左肾下极占位灶，大小约32 mm×28 mm×28 mm，性质待定，建议情况允许时行增强扫描进一步明确，随访；②肝右叶小囊肿；③妊娠期子宫改变。

2023年8月11日我院泌尿B超：左肾下极外凸，可见一低回声团，大小约38 mm×29 mm×29 mm，边界清，规则、性质待定。右肾轻度肾盂分离。

2023年8月11日孕中期胎儿B超：活单胎，头位，相当于20$^+$周。羊水量未见异常。胎盘成熟度0度。

2023年8月17日中山大学附属第一医院MRI检查提示：①左肾下极肿块，部分扩散受限，倾向肾癌可能；②妊娠子宫；③多发小囊肿。

2. 主要阳性实验室检查结果

患者住院过程中主要的阳性实验室检查结果如图2-11-1至图2-11-9所示。

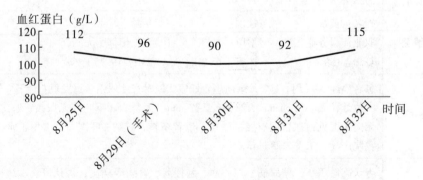

图2-11-1 患者住院期间血清血红蛋白水平变化趋势

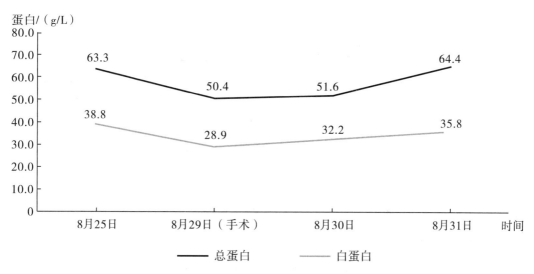

图2-11-2 患者住院期间总蛋白、白蛋白水平变化趋势

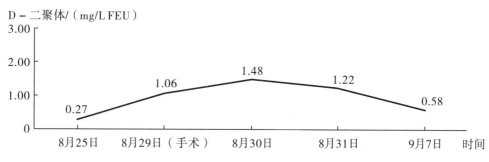

图2-11-3 患者住院期间血浆D-二聚体水平变化趋势

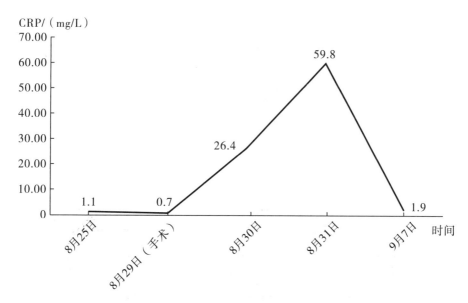

图2-11-4 患者住院期间血清超敏CRP水平变化趋势

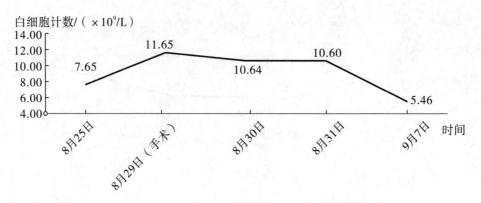

图 2 - 11 - 5　患者住院期间血白细胞计数变化趋势

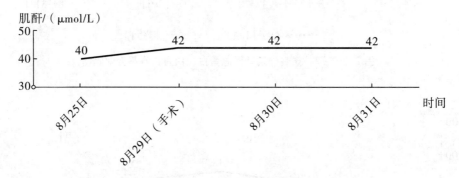

图 2 - 11 - 6　患者住院期间血清肌酐水平变化趋势

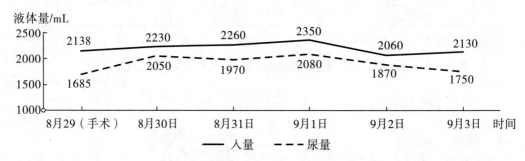

图 2 - 11 - 7　患者术后每天入量、尿量变化趋势

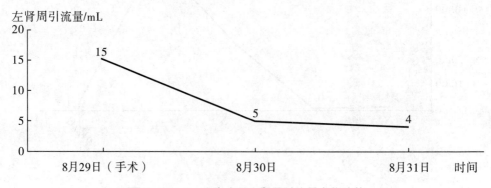

图 2 - 11 - 8　患者术后左肾周引流量变化趋势

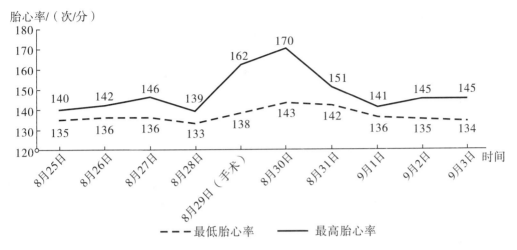

图 2-11-9　患者住院期间胎心率波动趋势

（三）治疗过程

1. 泌尿外科治疗过程

患者因停经 23^{+6} 周，发现左肾下极肿物 1 月余，于 2023 年 8 月 25 日入住我院泌尿外科，完善术前检查：三大常规、肝肾功能、凝血功能、输血常规、心电图、胎儿及泌尿系 B 超等。待全院讨论后决定下一步方案。

2023 年 8 月 27 日组织多学科会诊（产科、医学伦理科、新生儿科、手术麻醉科、重症医学科、放射科、超声科），会诊意见：左肾肿块性质待定，可行左肾部分切除术。考虑患者为中期妊娠患者，手术风险高，需要控制好手术时长，兼顾患者及胎儿安全。

2023 年 8 月 29 日在全麻下行左侧肾部分切除术。手术时长 2 小时 40 分钟，术程顺利，术中出血约 50 mL，术中所见肿瘤大小约 4 cm×3 cm×3 cm，表面光滑，与肾周脂肪组织稍粘连，于左肾创面下方放置橡胶引流管。术后予转 ICU 进一步治疗。

2. ICU 治疗过程

患者术后转 ICU 进一步稳定生命体征及胎儿情况。入 ICU 后予重症监护、胎心监测、液体管理，维持内环境稳定。予输注白蛋白、纠正低蛋白血症、预防感染、预防血栓等对症支持治疗后，病情趋于稳定，于术后第 1 天转回泌尿外科。

3. 从 ICU 转回泌尿外科后治疗过程

2023 年 8 月 30 日 10:15 转回泌尿外科，患者精神疲倦，自诉偶有头晕、恶心，无呕吐，留置锁骨下中心静脉导管固定通畅，穿刺点周围无异常，持续予镇痛泵静脉镇痛。腹部膨隆，腹软稍胀，暂未有肛门排气。左侧腰腹部切口敷料干燥、清洁，留置左肾周引流管，见少许暗红色液体。会阴部干燥、清洁，留置导尿管引出淡黄色尿液。转入后告病重，监测生命体征：体温 36.7 ℃，脉搏 97 次/分，呼吸 21 次/分，血压 131/82 mmHg，血氧饱和度 98%，胎心率 152 次/分，无宫缩，无阴道流血流水。护理专科评分：NRS 评分为 2 分，日常生活活动（ADL）评分为 30 分，NRS 2002 评分为 6 分。布雷登压疮危险因素预测量表（Braden scale for predicting pressure sore risk）评分为 16 分，Caprini 评分为 5 分。按医嘱予抗感染、补液、维持水电解质平衡等治疗。指导床上活动，咀嚼口香糖促进胃肠功能恢复。

11：00 患者出现恶心、呕吐（淡黄色液体，约 20 mL），考虑为镇痛泵药物影响，暂停静脉镇痛。

12：00 患者诉有肛门排气，恶心、呕吐缓解。

14：00 查房，患者腹软稍胀，无恶心、呕吐。按医嘱予全流质饮食。

16：00 进食全流质饮食后无不适，指导床上活动。

17：35 解术后大便时出现切口疼痛伴多次规律宫缩，每次约 3 秒，间隔约 10 分钟。胎心率 170 次/分，会阴部见少许淡黄色液体流出。NRS 评分为 6 分。请产科急会诊，急行床边胎儿超声及羊水试纸实验。胎儿超声未见异常，羊水试纸实验阴性（-），鉴别为漏尿。产科医生指示密切观察宫缩及胎心情况，静滴硫酸镁行安胎治疗，重新启用静脉镇痛泵。

18：40 患者诉切口疼痛缓解，胎心率 148 次/分，无宫缩。8 月 30 日夜间偶有恶心，胃纳差，进食全流质饮食 100 mL，仍有切口疼痛及少量漏尿，活动时 NRS 评分为 2 分，夜间睡眠差。

2023 年 8 月 31 日（10：00 护理 MDT）11：00 始，在导尿管水囊接口用接注射器回抽 8.5 mL 液体，重新注入灭菌注射用水 15 mL，漏尿情况改善。停用静脉镇痛泵，改为口服镇痛药（酚咖片），补液维持电解质平衡。指导进行床上活动后，腹胀较前缓解，少量多次行全流质饮食，进食量增加，食欲好转。患者平静状态无疼痛，夜间睡眠好。

2023 年 9 月 1 日，复查泌尿 B 超后拔除肾周引流管。复查胎儿及宫颈超声未见异常，协助下床活动，活动时切口疼痛可耐受。尿管固定通畅，无漏尿。

2023 年 9 月 3 日拔除导尿管，自主排尿顺畅。

2023 年 9 月 9 日予伤口拆线。

三、拟解决疑难护理问题

（1）泌尿外科：患者留置尿管期间漏尿的处理。

（2）产科专科：术后胎儿宫内情况监测，患者下床时机的选择及使用安胎药物期间的护理。

（3）加速康复外科专科：患者术后腹胀、疼痛，预防深静脉血栓的护理。

（4）心理专科：患者焦虑、睡眠障碍的护理。

四、多学科护理会诊

（一）泌尿外科专科

（1）保持导尿管通畅。

（2）患者存在留置尿管期间漏尿情况。虽然妊娠期留置导尿相关并发症的研究较少，但是可结合妊娠期生理特点进行分析。膀胱、子宫为相邻的脏器，留置尿管气囊越充盈，对子宫的刺激可能增大，从而诱发宫缩，文献建议妊娠期留置导尿管注水量不超过 10 mL。该患者处于中期妊娠 27^{+5} 周，子宫早已超过骨盆进入腹腔，膀胱容量对子宫的刺激性减少。尿管水囊注水量少，容易发生因导尿管与尿道口黏合不严密而发生漏尿，须评估导尿管水囊内注水量，可增加注水量至 15 mL；其次，每天评估患者留置尿管的必要性及舒适度，如有不适及时予对症处理，尽早拔除导尿管。发生漏尿时可使用羊水试纸实验鉴别胎膜早破，减轻患者的焦虑情绪。

（3）加强会阴部护理，预防感染。每天用生理盐水清洁会阴部 2 次，观察漏尿情况及阴道分泌物情况，注意有无并发阴道流血、流液。

（4）监测尿量及肾功能指标。

（二）产科专科

手术、疼痛、发热以及焦虑，均可引起患者机体循环血流动力学变化以及诱发子宫收缩，引起脐血流异常，导致胎儿缺血、缺氧，严重时出现流产、早产等不良结局。

（1）术后母胎监测。患者目前为 27^{+5} 周，术前胎心监测示胎心率波动在 138 ~ 154 次/分，自数胎动次数为 3 ~ 4 次/小时，属正常范围。术后每班监测胎心，病情变化时增加监测频次，及时识别胎儿缺氧及酸中毒的发生。早、中、晚餐后孕妇可通过自我监测胎动，记录 1 小时内的胎动次数（每小时 3 ~ 5 次为正常），自我监测胎儿情况。必要时实行 24 小时的连续胎心监测，精确有效监测胎儿宫内状况。

（2）下床活动前充分评估母胎情况，包括胎心、宫颈情况，建议进行床旁胎儿、宫颈超声检查，无异常后下床活动。如宫颈超声提示短宫颈（长度≤25 mm），须卧床休息，避免用力大便，必要时请产科医生会诊处理。每班注意观察有无宫缩，阴道流血、流水等症状，疼痛时须对宫缩疼痛与伤口疼痛进行鉴别，及时予对症处理。

（3）安胎药物护理。妊娠期患者围术期如果出现规律性宫缩，阴道流血、流液时须警惕先兆流产的发生，须行安胎处理，不可避免使用安胎药物。在使用安胎药物如盐酸利托君、硫酸镁注射液等期间，会出现心率加快、电解质紊乱等不良反应，观察生命体征及血检验指标时须鉴别是疾病本身引起还是药物诱发。

（三）加速康复外科专科

（1）患者术后腹胀与手术刺激、电解质紊乱、术后活动少有关，本案例患者术后禁食时间长，容易出现低血钾、低血钠，术后经补液后，血钾、血钠虽正常，但患者进食量少，仍须继续补充钾、钠等维持电解质平衡；若条件允许应尽早活动，去除影响患者活动的因素，如疼痛等，以促进患者胃肠功能恢复。

（2）术后急性疼痛是一种令患者身心不愉快的主观体验，主要集中在术后 24 ~ 72 小时，时间持续 1 周左右。研究表明疼痛可产生一系列的生理干扰，如睡眠障碍、焦虑、活动受限等，妨碍机体的康复。疼痛评估遵循连续、动态、量化原则，患者术后 NRS 评分为 2 ~ 6 分，须每班跟踪评估和持续关注患者疼痛的性质及持续时间，及时处理和复评。疼痛护理可采取"药物治疗为主，人文关怀为辅"的干预措施，发生术后切口疼痛、腹痛等情况时须鉴别是否存在宫缩痛。患者术后留置静脉镇痛泵，出现恶心、呕吐，口服镇痛药物期间仍须注意观察药物疗效及不良反应。

（3）Caprini 评分为 5 分（高危），指导患者在卧床期间进行床上运动，包括四肢活动、翻身及踝泵运动，活动强度以患者耐受为宜。同时配合采用物理预防措施，使用梯度加压弹力袜，以预防 DVT 发生。逐步由床上运动过渡至下床搀扶活动，逐渐增加活动量。根据患者的体重指数，制订每天液体入量为 2000 ～ 2500 mL（含输液及口服液体），监测出入量，尽量做到出入平衡。

（四）心理护理专科

妊娠期合并肾肿瘤患者是一类特殊的患者群体，须针对患者的需求制订个性化的心理护理。经了解，该患者有强烈生育意愿，依从性较好。术后焦虑自评量表评分为 56 分，抑郁自评量表评分为 64 分，为轻度焦虑、抑郁，主要表现为夜间睡眠易醒，睡眠时长不足，担心胎儿情况等，可进行以下护理措施：

（1）给患者及家属分享成功案例，增强战胜疾病的信心。

（2）术后 48 小时内结合心理科医生、产科和泌尿外科专科护士的心理访谈对患者的心理状况进行综合评估，详细解答患者咨询的问题，及时解释检测患者及胎儿的各项指标，充分告知病情的治疗情况。提供术后康复相关知识，如饮食、活动等。

（3）指导家属给予细致的陪伴及照顾，让患者提升安全感。

五、护理结局

患者术后恢复好，伤口愈合良好，未发生并发症。于 2023 年 9 月 9 日在家属陪同下出院。

2023 年 9 月 12 日经外院会诊病理诊断：肿瘤（左侧肾肿瘤），细胞增生活跃。须进一步鉴别上皮或间叶组织来源的肿瘤等。组织形态及免疫组化结果缺乏典型性，鉴别诊断疑难。

2023 年 12 月 30 日，患者孕 40^{+3} 周，因"胎儿窘迫"在椎管内麻醉下行剖宫产术，术中顺利取出单胎活婴。

六、体会与反思

妊娠期合并肾肿瘤患者是一类特殊的患者群体，不仅要针对患者本身的疾病，还要兼顾胎儿的安全，围术期护理难度较高，且国内外尚无统一的护理指南。此类患者围术期容易发生流产等不良结局，尽早启动多学科护理会诊，对患者的预后起到非常关键的作用。本案例术后针对患者存在的突出问题及时进行多学科护理病例讨论，在综合各学科意见的基础上为患者制订出最佳的护理方案，使患者得到良好的结局，患者总体预后良好。出院后产科及泌尿外科护士共同跟踪患者妊娠结局以及手术对胎儿的远期影响，形成富有妇幼特色的个案护理，值得推广。

在该患者的护理过程中，存在可进一步完善的地方。例如：对妊娠患者及家属心理护理虽有落实，但在术前未使用焦虑相关量表进行评估，也未邀请心理专科护士或心理医生干预。根据患者及家属心理需求进行疏导，更有利于建立战胜疾病的信心。

七、专家点评

刘新娥，佛山市南海区人民医院，副主任护师

医护团队 MDT 管理意识强，有前瞻性地组织 MDT，产科会诊意见明确，母胎观察要点清晰、护理处方剂量明确；护理团队有效落实护理措施，达到预期目标。妊娠期合

并肾肿瘤患者是一类特殊的患者群体，MDT 充分考虑患者目前具体情况和心理需求，组织心理专科会诊，针对患者的需求制订个性化的心理护理。

本案例做到有效跟踪随访，个案全病程管理。本案例为泌尿外科专科护理 MDT 成功优秀案例，值得护理同行们借鉴学习。

（案例来源：佛山市妇幼保健院）

（张莉　周燕芬　韦慧玲　陈舒娜　丘丽娟）

参考文献

[1] 陈晓玲，张锦云，范翠平，等. 多学科疼痛管理护理路径在剖宫产术后子宫瘢痕妊娠行子宫动脉栓塞术患者中的应用 [J]. 中华现代护理杂志，2022，28（19）：2613 – 2617.

[2] 陈志兰，温晶晶，郭淑秋. 浅析导尿管气囊不同注水量在长期留置导尿管患者中的应用 [J]. 中文科技期刊数据库（全文版）医药卫生，2022（3）：40 – 43.

[3] 冯彬，岳中瑾，闫光辉，等. 妊娠期肾癌的诊疗现状 [J]. 中华泌尿外科杂志，2020，41（01）：76 – 76.

[4] 曹颖，廖玲，覃焦，等. 成人术后急性疼痛评估工具的范围综述 [J]. 护理学杂志，2023，38（7）：110 – 116.

[5] 中华围产医学杂志. 电子胎心监护应用专家共识 [J]. 中华围产医学杂志，2015，8（7）：486 – 490.

[6] 洪珊珊，林志强，黄晓威，等. 妊娠期深静脉血栓形成预防指南的质量评价 [J]. 长治医学院学报，2023，37（3）：192 – 197.

[7] 王巍，李顺双，刘刚. 2020 年 ESMO 青春期后恶性肿瘤患者生育力保存和治疗后妊娠临床实践指南解读 [J]. 中华生殖与避孕杂志，2022，42（9）：980 – 987.

[8] 王绪林，曹彬，杨建军. 全麻术后导尿管相关膀胱刺激征防治的研究进展 [J]. 临床麻醉学杂志，2020，36（7）：718 – 721.

[9] 谢旭敏，张世林，刘国庆，等. 妊娠期急性尿潴留导尿管保留时间的临床研究 [J]. 中外医学研究，2020，18（19）：153 – 155.

[10] 曾怡乐，王雨慧. 全麻术后导尿管相关膀胱刺激征防治研究进展 [J]. 护理学，2022，11（1）：20 – 24.

[11] 张肖云，江秀敏，郑清香，等. 妊娠期糖尿病孕妇睡眠质量与妊娠相关焦虑、心理弹性间的相关性分析 [J]. 中文科技期刊数据库（引文版）医药卫生，2022（3）：172 – 176.

案例十二

1例气管切开膀胱腺癌患者行回肠双造口术的护理

一、引言

膀胱腺癌是一种少见的膀胱高度恶性肿瘤，易发生淋巴及远处转移，多数患者就诊时已处于局部晚期阶段，因膀胱腺癌黏膜下生长的特点，极易出现肌层浸润。膀胱腺癌具有高度恶性、深度浸润、易转移的特点，预后差，对放、化疗不敏感，多采用全膀胱切除术治疗。本案例患者高龄、一般状态差，病情复杂，首次手术麻醉插管困难，行气管切开并发房颤，后又行全膀胱切除、回肠导管、Dixon回肠造瘘、盆腔淋巴结清扫术，护理难度大，采用多学科护理协作方式，患者住院42天后顺利出院，现汇报患者围手术期护理，为临床护理提供参考。

二、案例资料

（一）病史资料

本案例病史资料如表2-12-1所示。

表2-12-1　病史资料

项目	内容
诊断	①膀胱肿物（膀胱腺癌？）；②双肾造瘘术后；③糖尿病
入院日期	2023年5月26日
一般情况	姓名：罗某　　　性别：女　　　年龄：69岁 职业：农民　　　学历：小学　　　宗教信仰：无 身高：150 cm　　体重：52 kg　　BMI：23.1 kg/m²
现病史	患者半年前因肾积水于当地医院行输尿管支架置入术，术中发现膀胱壁糜烂，遂取活检，病理示：（膀胱颈肿物）肌壁间腺体不规则增生，部分腺体呈囊性扩张，腺上皮增生活跃、排列不规整，间质纤维组织有较多慢性炎症细胞浸润。考虑膀胱腺癌。后就诊于广州某大学附属医院，2023年5月22日PET/CT示膀胱后壁高代谢肿块，结合外院病理，符合膀胱腺癌，累及膀胱直肠陷凹及膀胱三角区，伴双侧输尿管中下段扩张积液。现患者为求进一步诊治于我院就诊，拟以"膀胱癌"收入我科。病程中患者曾出现尿频、尿急伴排尿不尽感，行肾造瘘术后缓解，无血尿、尿痛、腰痛等不适。患者自起病以来，精神、睡眠可，胃纳可，小便如前述，大便无明显异常，体重近2个月下降5 kg

续表 2 - 12 - 1

项目	内容
既往史	患者 2 个月前因肾功能不全于当地医院行血液透析 3 次，后行输尿管支架置入术，术中发现膀胱壁糜烂，予取活检后改行经皮右肾造瘘术。2023 年 5 月 19 日，转院至广州某大学附属医院，当天行经皮左肾造瘘术。患者否认肝炎、结核等传染病史；糖尿病病史 9 个月，未规律服药；无心脑血管疾病、高血压史。20 余年前因子宫肌瘤行子宫切除术。2022 年 9 月，因肾结石于广州某大学附属医院行经皮肾镜取石术（具体不详）。否认重大外伤史和输血史。预防接种史不详
个人史	患者出生于原籍。无吸烟、饮酒、滥用药物等嗜好，无疫水接触史，否认不洁性生活史，无工业毒物、粉尘、放射性物质接触史
专科评估	下腹部可见陈旧性手术瘢痕，腹部无膨隆，腹壁静脉无曲张。腹平软，全腹无压痛、反跳痛，未触及腹部包块，肝脾肋下未触及，墨菲征阴性。肝区、双肾区无明显叩击痛，移动性浊音阴性（－），肠鸣音 4 次/分。肛门、外生殖无异常，腰背部双肾造瘘管在位。肛门指检：黏膜光滑，未触及明显肿物，无压痛，指套无血染

（二）检查结果

1. 入院实验室检查

血红蛋白 94 g/L，红细胞计数 3.021×10^{12}/L，D－二聚体 3.72 g/mL，纤维蛋白原 5.01 g/L，胸片、心电图，生化、肺功能等检查未见明显异常。

2. 术前专科体查

下腹部可见陈旧性手术瘢痕，腹部无膨隆，腹壁静脉无曲张。腹平软，全腹无压痛、反跳痛，未触及腹部包块，肝脾肋下未触及，墨菲征阴性。肝区、双肾区无明显叩击痛，移动性浊音（－），肠鸣音 4 次/分。肛门、外生殖器无异常，腰背部双肾造瘘管在位。肛门指检：黏膜光滑，未触及肿物，指套无血染。

3. 吞咽评估

患者术前无吞咽障碍。留置气管套管后患者主诉无法经口进食，吞不下去，感觉喉咙有东西堵住，吞咽疼痛明显。吞咽筛查量表（eating assessment tool-10，EAT-10）评估得分 23 分；反复唾液吞咽试验次数 3 次，喉上抬小于 2 cm；改良洼田饮水试验结果为Ⅱ级。筛查结果总结：可能存在吞咽障碍。

4. 营养评估

术前评估，NRS 2002 初筛评分为 2 分，无营养风险。BMI 23.5 kg/m²，血红蛋白 97 g/L，白蛋白 39.2 g/L。用简明膳食自评工具行膳食调查，患者患病前后饮食性质无改变，咀嚼及吞咽功能正常，食欲自评评分为 5 分，简明膳食自评工具评分为 4 分。吞咽障碍，无自主进食后体重由 52.9 kg 下降到 49 kg。

5. 其他

1）气管切开术后实验室检查结果。实验室检查：白细胞计数 13.57×10^9/L，中性粒细胞绝对值 12.81×10^9/L，血红蛋白 91 g/L，红细胞计数 3.09×10^{12}/L，白蛋白

31.3 g/L，肌酐 142.1 μmol/L，C 反应蛋白 6.07 mg/L，D - 二聚体 8.68 mg/L。颅脑 + 颈部 CT：甲状腺病变，考虑结节甲状腺肿可能。动态心电图：偶发性房性期前收缩，偶见成对，偶见短阵房性心动过速，偶发性室性期前收缩，平均心率 98 次/分，心率偏快，ST 段下移。

2）膀胱全切术后实验室检查结果：白细胞计数 12.22×10^9/L，中性粒细胞绝对值 11.25×10^9/L，血红蛋白 107 g/L，红细胞计数 3.65×10^{12}/L，白蛋白 22.6 g/L，肌酐 126.3 μmol/L，C 反应蛋白 26.16 mg/L，D - 二聚体 5.95 mg/L，脑利尿钠肽 292.61 pg/mL，肌红蛋白 389.79 ng/mL。术后 4 天引流液检查：乳酸脱氢酶 1487 U/L，白细胞计数 23.00×10^9/L。引流液培养：尿肠球菌和大肠埃希菌。

（三）治疗过程

患者入院完善相关检查后拟行手术，因麻醉插管困难，术中行气管切开术，气管切开后患者出现心房颤动，血压波动大，考虑手术风险大，暂缓手术。患者返回病房后因吞咽部疼痛，进食困难，近 10 天体重下降 4 kg。继续予吸痰、雾化等支持治疗后，患者恢复可，于 10 天后行全膀胱切除、回肠导管、Dixon 回肠造瘘、盆腔淋巴结清扫术，术后第 7 天患者引流液浑浊，考虑腹腔及切口感染，予抗感染、负压吸引治疗，后患者感染好转。患者经过多学科协作的精细化治疗及护理，恢复可，顺利出院。

三、拟解决疑难护理问题

（1）泌尿外科专科：患者行膀胱全切除后尿路造口和回肠造瘘造口的护理。

（2）重症专科：人工气道的管理。

（3）吞咽专科：患者吞咽障碍，进食困难护理。

（4）营养专科：患者既往体重下降、气管切开后进食困难、术前术后营养调整等护理问题。

四、多学科护理会诊

（一）泌尿外科专科

1. 术前造口定位

术前 1 天为患者进行造口定位，患者下腹部可见陈旧性手术瘢痕，注意避开瘢痕处，定位于腹直肌上。因计划行尿路造口和临时性回肠造瘘造口 2 个造口手术，定位不宜在同一水平线上，尿路造口定位于右下腹，回肠造瘘造口定位在左下腹，且尿路造口稍高于回肠造瘘造口，两造口之间相距 5 ~ 7 cm。定位后使用记号笔画实心圆标记造口位置。

2. 同伴支持

本案例患者因出现病情变化暂缓手术，对手术适应性和术后康复信心下降，表现出治疗抵抗情绪。同伴教育（peer education）是在具有类似经历、年龄相近的成员中，部分成员作为同伴教育者，通过分享个人经历对其他成员起到示范作用，进而使其他成员改变对某个事件固有看法的教育方法，可以显著改善患者的心理状态，提高社会功能，有助于良性社会行为的培养。造口手术前安排造口志愿者到床边与患者和家属进行交流探访，通过造口志愿者的现身说法，分享治疗康复的经历，使患者看到了恢复健康的希望，勇于面对术后可能的困难，患者得到有效的社会支持和帮助后，恢复信心，同意继续手术治疗。

3. 术后评估造口的位置、颜色、高度、形状、大小

正常的造口为鲜红色，有光泽且湿润。患者术后造口颜色正常，供血良好，黏膜皮肤缝合处无缝线脱落，无分离、出血。造口黏膜褶皱部分消失，轻度水肿，注意密切观察造口水肿的变化，裁剪底盘孔径稍大 3～6 mm，并观察水肿消退情况。造口周围皮肤颜色正常，皮肤完整。造口排泄正常，回肠造瘘造口能从无排气、排便逐渐过渡到有排气、排便。

4. 造口相关知识和技能的掌握

术后分阶段对患者及家属进行造口自我护理健康教育指导，包括饮食、工作、沐浴、穿着、旅行、社交生活等的指导。出院时，患者及家属基本掌握造口自我护理，同时给予多方位延续护理。具体如下：

（1）术后 1～2 天，此阶段主要让患者和照顾者初步掌握造口的知识和技能，采用播放视频、床边指导造口袋的粘贴、更换、维护，讲述造口并发症预防、术后饮食、生活事项等，责任护士引导患者复述知识，评估患者学习效果，并对复述错误或理解不到位的知识点进行重点讲解、巩固。

（2）术后 3～7 天，引导患者和照顾者进行相关造口底盘更换操作，责任护士于一旁观看，对操作有误处予以纠正指导，直至患者独立完成造口护理。

（3）手术 7 天后，鼓励照顾者和患者独立行造口护理，责任护士于旁观察，对不到位操作及时给予纠正指导。

（4）出院后，采用微信群等随访平台跟踪患者院外护理情况，及时答疑解惑，了解患者每天自我管理行为，对患者的不正确操作予以纠正指导，逐步提升患者居家自我管理能力。

（二）重症专科

1. 管道固定和气囊管理

气管切开患者应注意观察管道固定是否牢固，以免管道脱出。本案例患者采取寸带固定法，取长 20～25 cm、35～40 cm 的寸带 2 条，分别穿过气管切开套管固定翼上的侧孔，打红领巾结，再将两条寸带相交在颈部一侧打结固定，松紧度以寸带下放入 1 指为宜。对固定气管管套的寸带要每天更换 1 次，避免脱出的情况发生。人工呼吸道气囊管理的目的是通过恰当的充气封闭呼吸道，实施有效的机械通气。既往研究发现，气囊放气后 1 小时内气囊压力压迫过的黏膜毛细血管血流难以恢复，且气囊放气时容易导致气囊上方积液流入下呼吸道造成肺部感染或窒息。目前使用的插管、套管为高容低压气囊，对气管黏膜的损伤小，因此不需要定时放气，但须及时检查评估气囊压力并处理，采用气囊压力表充气和测压，气囊压力维持在 25～30 cmH$_2$O。

2. 气道湿化

人工气道建立后，上呼吸道对吸入气体加温加湿作用完全丧失，可导致呼吸道纤毛损伤和失水，必须对吸入气体进行湿化。气道湿化是指利用湿化器或其他同类装置将溶液分散成极细的微粒，以此增加气道内湿度，使患者气道和肺部得以吸入足够水分，达到稀释气道和肺内痰液、保护黏膜纤毛运动的作用。气管切开术后气道湿化水平与患者疾病恢复和生活质量密切相关，是评估人工气道护理质量的重要指标之一。根据痰液黏稠度调节湿化强度，痰液稀薄易吸出提示湿化恰当，吸痰管壁有黏痰滞留不易冲净或痰液黏稠甚至结痂为湿化不足。痰液黏稠度Ⅰ度：痰液如米汤样或泡沫状，吸痰后管上无滞留物，表明湿化过度。痰液黏稠度Ⅱ度：痰液如稀米糊状，吸痰后管壁留有少量滞留物，易清洗干净，表明湿化效果理想。痰液黏稠度Ⅲ度：痰液浓稠或成坨、结痂，吸痰后管壁留有痰痂，难以冲洗干净，表明湿化不够。痰液黏稠度Ⅰ度和Ⅲ度表示湿化效果不佳，Ⅱ度表示湿化效果好。随时评估呼吸道湿化状况，观察湿化液消耗情况，及时更换湿化液。0.45%氯化钠注射液属于低渗溶液，待水分蒸发后，呼吸道内遗留水分的变为等渗溶液，符合机体生理变化，有利于痰液的稀释。在吸痰时给予0.45%氯化钠注射液（100 mL注射用水 + 100 mL 0.9%生理盐水配制）湿化气道。针对该患者采取人工鼻湿化法的主动湿化策略，根据患者痰液黏稠度动态调节湿化频次，保持适宜湿化效果。本案例患者湿化理想，临床表现为痰液稀薄，能顺利吸出、咳出，导管内无痰栓，听诊气道内无干鸣音或大量痰鸣音。置管期间该患者未发生脱管、堵管、呼吸困难；气管切开15天后更换小号气管切开套管，封堵管口；气管切开17天后，拆除气管套管，予纱布及弹性绷带加压包扎；拔管后患者自主咳嗽、咳痰能力，吞咽功能良好。

3. 痰液观察和吸痰护理

人工呼吸道建立后呼吸道防御机能受损，咳嗽能力明显下降，可导致清理呼吸道无效。实施按需吸痰，观察患者痰液性状，如为黄色黏稠痰，咳痰困难，则需吸痰，协助痰液排出；如为白色稀薄痰，则无须吸痰，让患者自行咳出痰液。在餐前吸痰，避免进餐中或餐后30分钟内吸痰，防止误吸。吸痰管选择管壁光滑、顶端圆润、软硬长度适中、直径不超过导管内径的1/2者，吸痰动作轻柔，吸痰负压小于150 mmHg。本案例患者选用12Fr的吸痰管，患者经过吸痰后，痰鸣音减弱，呼吸音改善，血氧饱和度97%，心率、血压均在正常范围内。

4. 预防肺部感染

肺部感染是行气管切开术最为常见的并发症，在实施气管切开术后，大量病原微生物便会经过气管切口，侵入患者的肺部，继而导致患者发生肺部感染。因此，实施预防护理尤为关键，除上述气道湿化的措施外，重症专科在患者气管套口放置相应的盐水湿纱布，并确保无菌，以实现对空气的过滤。在吸痰的过程中，除了严格执行无菌操作，还要确保动作轻柔，逐步进行操作，禁止直接进入气管深处处理，同时要防止将外部的痰液带到患者的气管深处，避免引发感染。切口及管道：对气管切开部位处理的过程中，要确保切口位置的敷料保持干燥，每天进行消毒，加强观察，若出现污染的情况，需要进行更换。使用漱口水对患者口腔进行清洁，6～8小时1次，防止口咽部的分泌物造成感染。日常注意对患者的病情进行观察，注意患者各项指标有无异常，尤其注意患者的体温变化，加强患者病情监测。加强病房管理，减少每天看望患者的人数，确保患者病房环境的干净整洁，温湿度适宜，每天对病房地面、桌面、床面进行消毒处理。确保相关医护人员在接触患者前后严格执行手卫生。该患者在留置气管套管期间未发生肺部感染。

（三）吞咽专科

气管切开后破坏了原有的吞咽组织结构，通常会出现吞咽肌麻痹、咽反应减弱等吞咽功能障碍。该患者术后主诉无法经口进食，吞不下去，感觉喉咙有东西堵住，吞咽专科逐一排查和解决导致患者无法进食的可能因素，包括气管切开伤口处疼痛难忍，人工气道的建立影响吞咽功能，以及术中反复插管失败导致喉头重度水肿。具体解决方案为增加雾化次数，并予适量金喉健喷雾剂喷喉（每天 4 次），减轻患者的喉头水肿，减轻患者吞咽疼痛。为明确患者吞咽障碍是否存在，保证患者饮食过程的安全，先对患者进行吞咽功能评估，使用吞咽筛查量表（EAT-10）、反复唾液吞咽测试和改良洼田饮水试验对患者进行评估，评估结果为可能存在吞咽障碍。此时，吞咽专科对症处理患者喉头水肿及切口疼痛的问题，以肠外营养为主。全膀胱切除术后再次评估患者的吞咽功能，EAT-10 评分 3 分；反复唾液吞咽试验次数 4 次，喉上抬≥2 cm；改良洼田饮水试验结果为 I 级。筛查结果总结：吞咽功能正常。此时指导患者正确服药，关注患者的呼吸道管理和肠功能的恢复，防止误吸。

在患者肠功能恢复后再次评估患者的吞咽功能，EAT-10 评分 2 分；反复唾液吞咽试验次数 5 次，喉上抬≥2 cm；改良洼田饮水试验结果为 I 级。筛查结果总结：吞咽功能正常。此时，吞咽专科指导患者早日恢复口腔进食，在患者不咳嗽的情况下开始进食训练，患者取坐位或半坐卧位，训练初期选择易吞咽的食物，以流质饮食为主，待患者吞咽功能好转后逐渐过渡到半流质饮食，咀嚼后吞咽。患者气管切开后 10 天内可自主口服药物，更换小号气管套后可行流质饮食，拔除气管套管后恢复半流质饮食，气管切开期间没有发生误吸。

（四）营养专科

该患者在气管切开后无法自主进食，可能会发生营养不良，而营养不良又将严重影响患者的术后康复，需要早期对患者的营养状况和吞咽功能进行全面评估，以便及早发现和处理临床营养不良。患者入院的 BMI、饮食结构和生化结果说明患者并无明显营养风险，在患者行气管切开术后对患者进行体脂测定和握力分析，检查结果无明显异常，考虑患者的舒适度和留置鼻肠管的意愿，请营养专科会诊后，以静脉高营养液输注为主，保证能量摄入，辅助以口服营养制剂补充。肿瘤患者外科术后摄入能量的目标量为25 ～ 30 kcal/（kg · d），按该患者具体情况计算每天能量推荐量，可计算出该患者每天的总能量需求为 1225 ～ 1470 kcal/d。以脂肪需要量占总能量的 25%，每克脂肪可产生 9 kcal 能量计算，脂肪需要量为 306.25 ～ 367.50 kcal/d，即 34.03 ～ 40.83 g/d。按照总能量的 60% 来自碳水化合物，每克碳水化合物可产生 4 kcal 能量，可以计算出碳水化合物需要量为 735 ～ 882 kcal/d，即 183.75 ～ 220.50 g/d。此外，蛋白质需要量为1.2 ～ 1.5 g/（kg · d），即 58.8 ～ 73.5 g/d。蛋白质摄入量不足会导致瘦组织群丢失，阻碍机体功能的恢复，因此术后营养治疗时，补充足够的蛋白质比摄入足够的能量更重要。营养专科在患者膀胱切除术后增加白蛋白的输注，在患者吞咽功能和肠功能恢复后，指导患者增加营养和调整饮食，包括根据喜好丰富饮食种类。

五、护理结局

该患者继气管切开、手术切除膀胱后，术后 6 天出现引流液浑浊，腹腔和切口感染；术后 12 天出现腹部切口破溃，有白色分泌物，伤口愈合不良。后续请伤口造口师会诊，予留置引流管和持续负压吸引及伤口换药等处理。患者的病情变化给患者的营养管理提出了更高的要求，该患者在气管切开后 8 天内体重从 53 kg 下降至 49 kg，在经过多方的合作和护理后，患者在全膀胱切除术后至出院，体重仍保持在 49 kg，白蛋白从术后的 22.6 g/L 提高至出院的 33.5 g/L，但未达到理想的围手术期营养管理结局。

六、延续护理

患者行根治性膀胱全切除 + 回肠导管 + 双侧盆腔淋巴结清扫 + 阑尾切除 + Dixon 回肠造瘘术后 4 个月，返院在硬膜外腔阻滞麻醉下行回肠造口回纳术，手术顺利。出院后电话回访，患者接纳尿路造口，家属协助护理尿路造口，未发生造口相关并发症。

七、体会与反思

该例患者气管切开、吞咽障碍、营养管理、大手术都对围手术期的护理提出巨大挑战。单专科的常规护理无法满足该患者的复杂病情和病情变化，本案例结合多个专科之所长，在各专科精细化护理的基础上，利用多学科的护理协作，给予患者适宜的护理方案，为患者提供专业的护理康复计划，使患者病情逐渐好转，顺利康复。但在患者的营养管理上还有所欠缺，未能取得较为满意的效果。反思本案例护理中的不足，除了要关注患者的营养指标，早筛查，早评估，早发现和合理干预以外，对于营养方案制订以后的调整和具体落实也应该有实施流程和清单，并根据患者每天病情和状况变化及时做出适宜的调整。改善患者营养状况，增强身体储备，提高肿瘤患者对手术的耐受力和提高患者健康素养，改变膳食理念以及纠正不良膳食习惯，提高肿瘤患者远期生活质量仍任重道远，还需要医、护、患三方的共同努力。专科合作的模式、方式、落实和评价还需广大专科护理人员进一步地探索与实践，以建立更加健全、全方位和安全的康复新模式。

八、专家点评

蓝丽，中山大学附属第一医院，副主任护师

该案例是一个需要解决多个复杂的临床护理问题的案例。术前既有"全宫切除史、糖尿病史"，又合并慢性肾功能不全、右下肢静脉血栓形成、贫血等问题。拟行手术为泌尿外科手术难度级别较高的"全膀胱切除、回肠导管、Dixon 回肠造瘘、盆腔淋巴结清扫术"，术中因麻醉插管困难行气管切开并发房颤，术后并发腹腔及切口感染。围手术期各个阶段都具有较大的挑战性和护理难点：①人工气道的管理和预防呼吸道感染风险的护理难点；②吞咽困难和术后消耗大、营养摄入不足的护理难点；③双造口的护理难点；④术后腹腔感染的护理难点；⑤并发肾功能不全、深静脉血栓高风险的护理难点。

该案例 MDT 团队汇集泌尿外科专科、重症专科、吞咽专科、营养专科，以患者为中心，以护理问题为着手点，以给予患者最佳方案为目标，制订指导性、具体性的康复方案，最终，患者护理结局较为满意，充分体现了护理 MDT 模式的价值。

（案例来源：中山大学肿瘤防治中心）

（陈小萍　卢惠明）

参考文献

［1］黄健，张旭. 中国泌尿外科和男科疾病诊断治疗指南：2022 版［M］. 北京：科学出版社，2022.

［2］张金秋，刘钰，潘菲，等. 人工气道气囊压力影响因素及监测方法的研究进展［J］. 中华现代护理杂志，2020，26（30）：4161 − 4165.

［3］项海青. 气管切开患者气道湿化方法新进展［J］. 当代护士（上旬刊），2019，26（6）：9 − 11.

［4］霍少娟，田金徽，曾晓丽，等. 不同吸痰时机吸痰效果比较的 Meta 分析［J］. 中国呼吸与危重监护杂志，2019，18（5）：461 − 468.

［5］冯彩琴，刘静兰，郑新峰，等. 气管切开固定方法的改进［J］. 护士进修杂志，2006，21（12）：1131.

［6］梁艳雯. 人工气道呼吸安全管理的护理体会［J］. 现代护理，2014，12（6）：123.

［7］中华护理学会团体标准　成人肠造口护理：T/CNAS 07 − 2019［S］. 北京：中华护理学会，2020：1.

［8］刘晶，伦向灵. 分阶段回授法健康教育联合行为干预对膀胱癌全切泌尿造口术患者自我管理能力的影响［J］. 护理实践与研究，2022，19（4）：550 − 554.

［9］武淑萍，罗淑平，袁熹娜，等. 危重型新型冠状病毒肺炎患者人工气道规范化管理的实施［J］. 解放军护理杂志，2020，37（8）：72 − 75，78.

［10］张萌萌，姜利，王楠，等. 不同主动湿化方式在气管切开脱机患者气道湿化中的应用效果［J］. 临床与病理杂志，2023，43（4）：767 − 774.

［11］李增宁，陈伟，齐玉梅，等. 恶性肿瘤患者膳食营养处方专家共识［J］. 肿瘤代谢与营养电子杂志，2017，4（4）：397 − 408.

1 例阴茎癌术后复发合并淋巴水肿
行阴茎全切患者的护理

一、引言

阴茎癌是一种少见的泌尿生殖系统恶性肿瘤，占全球男性癌症新发病例的 1% 以下。阴茎根治性切除和腹股沟淋巴结清扫术后患者面临阴囊和下肢水肿、皮瓣坏死、局部疼痛等并发症，且对阴茎外观、性功能、排尿功能、心理和伴侣关系等造成不同程度的负面影响，护理难度大。本案例术前采用多学科护理协作方式，护理了一例阴茎癌多次手术且术后复发合并阴茎和双下肢水肿病例，取得了良好的护理效果。

二、案例资料

（一）病史资料

本案例病史资料如表 2 - 13 - 1 所示。

表 2 - 13 - 1 病史资料

项目	内容		
诊断	阴茎鳞状细胞癌 cT1N1M0 Ⅲ期		
入院日期	2022 年 12 月 26 日		
一般情况	姓名：林某　　性别：男　　年龄：50 岁 职业：专业技术人员　　学历：大专　　民族：黎族 身高：168 cm　　体重：69 kg　　BMI：24.45 kg/m^2		
现病史	患者于 2022 年 1 月份发现龟头肿物（突起型），大小约 0.5 cm，伴随痒感，无溃疡，无疼痛，未伴随排尿习惯改变；4 月份前往海南某大学附属医院皮肤科行电切治疗，治疗后治疗局部出现复发迹象；5 月份开始出现疼痛，无溃疡及疼痛，无液体渗出；10 月份前往海南某大学附属医院泌尿外科行阴茎部分切除术，术后病理示：鳞状细胞癌，中 - 低分化，并见神经侵犯；11 月 24 日前往海南某大学附属医院复诊，发现左侧腹股沟淋巴结肿大，考虑转移可能性大。为求进一步治疗，门诊以"阴茎鳞状细胞癌"收入我院。起病以来，患者无特殊不适，无尿频、尿急、尿痛、排尿困难；病程中，患者饮食、二便可，体重未见明显减轻		
既往史	患者否认肝炎、结核等传染病史，无心脏病、高血压、糖尿病史，否认重大外伤史和输血史；预防接种史不详		

续表 2 - 13 - 1

项目	内容
个人史	患者出生于原籍，饮酒具体年份不详，戒酒 6 个月，无烟、药物等嗜好，无疫水接触史，否认不洁性生活史，无工业毒物、粉尘、放射性物质接触史
专科评估	腹部无膨隆，腹壁静脉无曲张，阴茎呈切除后改变。腹平软，全腹无压痛、反跳痛，未触及腹部包块，肝脾肋下未触及，墨菲征阴性，左侧腹股沟可触及一大小约2 cm的肿物，右侧腹股沟未触及肿物。肝区、双肾区无明显叩击痛，移动性浊音阴性（－），肠鸣音 4 次/分

（二）检查结果

1. 专科体查

腹部无膨隆，阴茎呈术后改变，残余阴茎多发结节、肿物，创面、溃疡面直径0.5 cm，左侧腹股沟可触及肿大淋巴结两枚，大小分别为 1.5 cm 和 1.0 cm，右腹股沟未触及肿物。阴茎、阴囊、双下肢水肿，会阴部疼痛。（图 2 - 13 - 1）

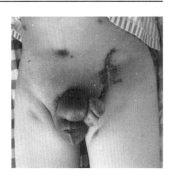

图 2 - 13 - 1　患者会阴部情况（入院时）

2. 水肿评估

可见阴茎皮下及阴囊水肿，脚踝重度水肿，双下肢肢体肿胀。入院双下肢腿围：左/右大腿 47.5 cm/48.5 cm，左/右小腿 35.5 cm/36.0 cm，左/右脚踝 22.0 cm/24.0 cm。（图 2 - 13 - 2、图 2 - 13 - 3）

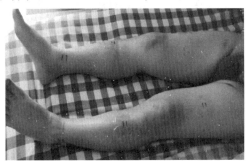

图 2 - 13 - 2　患者双下肢水肿情况（入院时）

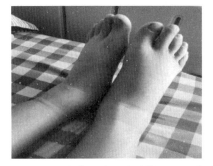

图 2 - 13 - 3　患者双脚踝水肿情况（入院时）

3. 会阴部疼痛评估

数字分级评分法（NRS）评分为 4 分。

4. 心理社会评估

认知功能稍受损，记忆力下降。情绪：抑郁症筛查量表（patient health question-naire-9，PHQ-9）评分为 5 分，轻度抑郁情绪；广泛性焦虑量表（generalized anxiety disorder-7，GAD-7）评分为 5 分，轻度焦虑情绪；心理痛苦温度计（distress thermometer，DT）评分为 2 分。患者无宗教信仰，是一名中学老师，经济状况一般，配偶收入一般，养育 2 个孩子，与配偶关系良好，家族中有 6 个兄弟（排老五），家庭氛围融洽，主要照顾者是哥哥和侄子。人格：自我要求较高，自尊水平正常。

5. 残余尿量测定

残余尿量为 356 mL。

三、拟解决疑难护理问题

（1）泌尿外科专科：患者阴茎全切除后会阴造口的护理。

（2）淋巴水肿专科：患者双下肢水肿的护理。

（3）疼痛专科：患者会阴部疼痛、术后伤口疼痛的问题。

（4）心理专科：患者阴茎癌术后肿瘤多次复发，阴茎全切患者心理障碍的护理。

四、多学科护理会诊

（一）泌尿外科专科

（1）留置尿管时，注意观察伤口是否有红肿、渗液、发热等感染迹象，保持尿道会阴造口及切口清洁、干燥，会阴有渗液须及时用 0.5% 碘伏消毒。尿管呈弧形固定，术后使用支架避免器械性损伤以及会阴部受压引起疼痛，同时方便观察会阴部情况。（图 2 - 13 - 4）

（2）拔除尿管后，该患者需要取蹲位排尿。加强卫生宣教，告知患者养成良好卫生习惯的重要性，每次排便后用温水清洗，保持会阴部清洁、干燥；出院后勤洗澡、勤换内裤，多饮水、勤排尿、勿憋尿，预防感染，定期复查尿常规。自我观察排尿情况：出现排尿不畅、尿道狭窄时及时回院复诊。定期进行随访，了解患者恢复情况，给予相应指导。该患者对排尿方式的适应良好，出院后能主动保持会阴部清洁。

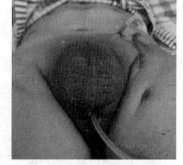

图 2 - 13 - 4　患者术后会阴部情况

（3）性生活指导：阴茎全切术对患者自身和伴侣关系均产生不良影响，医务人员提供患者疾病、手术以及术后生活等方面的指导，在夫妻性生活方面，指导配偶与患者可以通过抚摸、拥抱、亲吻等亲密肌肤接触达到性心理方面的满足，提高术后性生活质量。

（二）淋巴水肿专科

腹股沟淋巴结清扫术是治疗阴茎癌患者的重要手段，受到手术损伤的残存淋巴管（网）易发生阻塞，使淋巴液回流不畅而引起肢体远端组织水肿，高达 70% 的患者术后出现严重的淋巴水肿。本案例患者既往手术切除 25 颗淋巴结，阴囊淋巴水肿与下肢淋巴水肿一同出现，易继发感染。间质纤维受刺激后增生、纤维化，以及瘢痕形成，更加重了上肢淋巴引流代偿的压力，水肿迁延加重。

（1）有效辨别水肿与血栓。下肢淋巴水肿是淋巴液排出障碍引起的，主要表现为下肢肿胀、沉重感、皮肤变硬等症状。常见的原因包括淋巴管阻塞、淋巴结切除、淋巴管破裂等。下肢血栓是血液凝结在血管内形成血栓引起的，主要表现为下肢疼痛、肿胀、发红、发热等症状，常见的原因包括长时间静脉曲张、长时间坐卧不动、手术后等。本案例患者继发腹股沟淋巴清扫术后的下肢水肿，术前 D - 二聚体水平高于正常值，血栓风险评估为高危，术后应当加强对患者下肢肿胀的观察和判断，每天监测腿围情况，从外观、疼痛、温度、活动受限 4 个方面辨别患者术后血栓是否发生，必要时进行下肢血管彩超检查辅助诊断血栓情况。该患者行下肢静脉彩超未发现血栓，在排查血栓的可能后，淋巴水肿专科以淋巴水肿为方向帮助患者解决双下肢水肿的问题。

（2）物理干预。穿着梯度加压弹力袜（下至脚踝，上至膝关节上 10 cm），出院后自我监测双下肢腿围变化情况，术后 3 ～ 6 个月内避免站立或行走时间过长（每次不超过 60 分钟），避免加重双下肢循环压力。抬高双下肢和阴囊处，应用阴囊托带或在阴囊下垫一小枕以便抬高阴囊以减轻阴囊水肿，必要时局部使用 50% 硫酸镁湿热敷处理。该患者之前并未穿着梯度加压弹力袜，指导患者在拔除管道出院后使用梯度加压弹力袜促进下肢血液回流，患者阴囊水肿的问题在本次手术后得到缓解。

（3）皮肤护理。该患者缺乏水肿皮肤护理的知识，指导患者及照顾者应保持水肿处皮肤的清洁，使用 pH 值为中性或弱酸性的润肤品和清洁用品，如使用山茶油、乳膏润肤，防止皮肤角化、粗糙、破损。避免患肢任何外伤，如避免摔倒、碰撞、划伤等，发生皮肤损伤时也应及时处理。不宜在肿胀肢体进行治疗性操作，如采血、注射、测量血压、针灸、艾灸、推拿、拔罐等。避免过热过冷的刺激，如长时间热浴、蒸桑拿等；禁止在患肢热敷，清洗皮肤水温宜保持恒定，低于 41 ℃。

（4）手法淋巴引流。手法淋巴引流是近年来临床治疗淋巴水肿的有效方法，使用规范的下肢手法淋巴引流后配合使用弹性绷带包扎压力治疗及常规康复训练可促进患者双下肢淋巴液回流，减轻患肢肿胀。手法淋巴引流需要长时间的维持治疗，需要关注宣教有效性、患者依从性和同伴支持度。住院期间，淋巴水肿专科专家指导患者、家属学习手法淋巴引流；患者双下肢水肿较前减轻，双下肢的腿围缩小，左/右大腿围 43.5 / 43.5 cm，左/右小腿围 33.0 cm/33.0 cm，左/右脚踝围 21.0 cm/21.0 cm。

（5）功能锻炼。住院期间指导患者术后行早期床上活动、踝泵运动。出院伤口愈合后行下肢淋巴水肿操、凯格尔运动等康复措施。需避免重体力家务活动，避免做增加患肢阻力的剧烈重复的运动，如推拉（往外甩）。

（三）疼痛专科

会阴疼痛是阴茎癌术后并发症之一，本案例患者表现持续的会阴部疼痛，影响生活质量，对疼痛的全程化、规范化、标准化评估和管理对提高患者生活质量至关重要。

（1）疼痛评估。遵循常规、量化、全面、动态原则，本案例在患者入院时进行疼痛筛查，患者 NRS 评分为 4 分，需要每班跟踪评估和持续关注患者疼痛改善和变化情况，及时处理和复评。

（2）正确给药和观察药物不良反应。患者住院期间长期口服塞来昔布，出现暴发痛时则肌内注射弱阿片类镇痛药曲马多。疼痛评估复评时机在静脉用药 15 分钟后，肌肉、皮下或纳肛用药 30 分钟后，口服用药 60 分钟后，应用非药物方法镇痛 60 分钟左右，应做好观察和处理记录。患者住院期间出现尿频、尿急、尿痛症状加重进而排尿困难，残余尿量测定为 356 mL。患者使用多种镇痛药和镇静药物的辅助治疗，而使用阿片类等镇痛药物的尿潴留发生率低于 5%，如同时使用镇静剂，则可增加发生尿潴留的风险。此时须鉴别患者发生尿潴留的相关因素有哪些，是否为药物不良反应。在留置导尿等对症处理的同时需要警惕用药的安全性和有效性。针对该患者，停用地西泮并留置尿管，患者拔除尿管后能自行排尿。

（3）药物和非药物治疗。除了药物治疗，还可加强非药物治疗，如分散注意力、热敷等护理方法，关注家庭、社会支持系统的支持作用。该例患者同时使用心理绘画支持护理，并调动家属的支持，患者的疼痛得到有效控制。

（4）心理绘画支持护理。阴茎对于男性的生理和心理意义重大，阴茎癌的诊断和治疗不仅严重影响患者的身体、心理和性健康，也对男性的自我形象、自尊、社会交往等方面产生巨大的影响，使患者表现出明显的生理和心理功能障碍。本案例中患者多次的复发和肿瘤转移导致患者对疾病进展和死亡的恐惧，表现出心理的闭锁性和情绪的不稳定性，多有焦虑、抑郁等负性情绪。房树人绘画测验（house-tree-person drawing test, HTP）是目前应用最为广泛的心理投射测验，通过借助绘画这一媒介具体形象地表达被试者难以言表的情绪情感，具有主动性、隐蔽性、趣味性及非语言性等优点，被广泛应用于临床心理干预。测试要求患者在纸上随意画出房、树、人3种事物，护士根据绘画内容进行绘画条目解释及绘画心理学分析以了解患者的心理状态，判定心理活动的正常或异常等问题。绘画完成后在画上标出：①房子、树、人的绘画顺序。②绘画中的门、窗是开着还是关着。③树的名称。④画中人物的性别，正在做什么。绘画特征基于相关文献和已有研究选取较有特征性的表现因子。本案例患者住院期间共进行5次心理干预，随着护士与患者关系层层深入，经历从建立信任，传达关心、身心放松、增强信心、术后适应，焦点转移、缓解焦虑、希望构建到出院准备、建立目标5个步骤，减少患者抵抗，给予患者全面的心理社会支持，降低患者焦虑、抑郁情绪和心理痛苦。从患者不同阶段绘画作品（图2-13-5）中，可看出患者心理得到逐步舒缓。

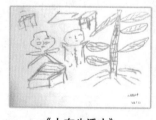《人在生活中》 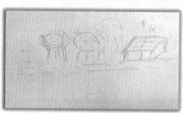《自由画》 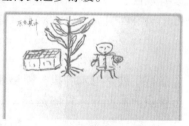《乐在其中》

图2-13-5　患者房树人绘画测验作品

五、护理结局

患者出院后于门诊行3个疗程TIP化疗，过程顺利。患者术后取蹲位排尿顺畅，没有发生尿路感染。术后5个月患者肿瘤进展，患者死亡。

六、体会与反思

阴茎癌由于其部位和生理的特殊性，患者切除全部阴茎会直接影响患者外阴外观及身心健康，本案例患者多次复发并转移，患者既往长期经历会阴疼痛、双下肢水肿等并发症，术后生活质量差，数次的手术和复发也给患者带来恐惧和打击，新的排尿方式需要患者重新调整适应。在精细化护理的基础上，利用多学科的护理协作，给予患者个性化、最佳的护理方案，结合循证护理证据，科学指导临床护理实践工作，以帮助患者面对困境，重新适应和增强信心，提升患者就医体验，促进患者恢复。

七、专家点评

蓝丽，中山大学附属第一医院，副主任护师

该案例属于复杂病例的 MDT 协同解决护理问题类型。在众多的护理问题中，由于疾病性质、特殊器官外观改变、淋巴水肿、疼痛等不适的多重因素，患者心理负面反应尤为棘手，多学科护理协助中的心理绘画支持护理起到了至关重要的作用，为泌尿外科临床护理实践提供新的经验参考。

（案例来源：中山大学肿瘤防治中心）

（卢惠明　陈小萍）

参考文献

［1］黄健，张旭. 中国泌尿外科和男科疾病诊断治疗指南：2022 版［M］. 北京：科学出版社，2022.

［2］徐曼，毛惠娜，卢惠明，等. 基于社会生态系统理论的阴茎癌患者患病体验的质性研究［J］. 护理学杂志，2023，38（9）：31 - 34.

［3］柴春燕，陆亚青，杨雪芳，等. 5 例阴茎癌术后下肢合并阴囊重度淋巴水肿患者的护理体会［J］. 护理学报，2023，30（4）：72 - 74.

［4］陈玉果，邓庶民，王霞，等. 1 例合并感染的巨大阴茎癌患者围手术期护理［J］. 中华男科学杂志，2021，27（12）：1147 - 1149.

［5］张淑，王建宁，周松，等. 阴茎癌尿道会阴造口患者治疗期间疾病体验的研究［J］. 护理管理杂志，2019，19（11）：807 - 810.

［6］中华护理学会团体标准　乳腺癌术后淋巴水肿预防和护理：T - CNAS 14 - 2020［S］. 北京：中华护理学会，2021：1

［7］中华护理学会团体标准　成人癌性疼痛护理：T/CNAS01 - 2019［S］. 北京：中华护理学会，2020：1

［8］夏倩，田辉，朱云梅，等. 心理投射绘画特征与大学生五态人格的相关性研究［J］. 护士进修杂志，2023，38（20）：1870 - 1875.

———— 案例十四 ————

1 例输尿管支架管更换术后并发脑梗死患者的护理

一、引言

围手术期脑梗死是围手术期缺血性脑血管病的常见类型，是指在术前、术中或术后出现的部分或全部脑功能缺损，症状持续 24 小时以上或者死亡的一种与手术相关的严重并发症。普通外科手术（非心脏手术）的围手术期脑梗死发生率低，为 0.08% ～ 0.7%，但死亡率可高达 18% ～ 26%，具有病死率高、致残率高、复发率高的特点，会给家庭和社会造成严重的负担。脑梗死患者机体活动减少，长期卧床易造成血流缓慢，容易形成静脉血栓。脑梗死发病后早期有效的康复治疗能够减轻患者功能残疾，加速恢复进程，防止废用综合征和深静脉血栓的形成。本案例就 1 例输尿管支架管更换术后并发脑梗死患者的护理经验进行探讨，旨在为这类患者的治疗护理提供思路。

二、案例资料

（一）病史资料

本案例病史资料如表 2 - 14 - 1 所示。

表 2 - 14 - 1　病史资料

项目	内容
诊断	①双侧输尿管狭窄；②双输尿管支架置入术后；③宫颈恶性肿瘤子宫切除术后状态；④梗阻性肾病；⑤泌尿道感染；⑥心律失常；⑦脑梗死
入院日期	2023 年 4 月 21 日
一般情况	姓名：徐某　　　性别：女　　　年龄：58 岁 职业：退休　　　学历：初中　　　宗教信仰：无 身高：160 cm　　体重：56 kg　　BMI：21.88 kg/m²
现病史	患者因"血尿伴输尿管支架脱出 10 小时"收入泌尿外科治疗，当时可见双 J 管尾端突出尿道外口约 2 cm，医生给予复位。患者入院第 4 天拔除右侧双 J 管，仍有反复血尿，2 周后在全麻下行右侧输尿管艾利姆（Allium）支架取出术 + 右侧经皮肾造口术 + 右侧输尿管梅莫凯斯（Memokath）支架置入术，术后患者出现一过性心律失常，转入 ICU 治疗，术后第 2 天患者左侧肢体偏瘫，查头部 CT 平扫 + 三维重建：拟右侧大脑半球大面积梗死

续表2-14-1

项目	内容
既往史	2017年发现高血压，血压最高184/96 mmHg，口服硝苯地平控释片30 mg（每天1次）降压治疗，自诉血压控制（100～120）/（70～80）mmHg。2017年宫颈癌根治术后行放化疗，因输尿管狭窄伴肾功能不全，多次行输尿管内支架更换术，留置右侧输尿管艾利姆支架＋右侧双J管＋左侧输尿管梅莫凯斯支架（图2-14-1）
个人史	患者于原籍地出生、长大，无疫区、疫情、疫水接触史，无烟酒嗜好。婚育史：适龄结婚，已婚已育。家庭经济情况良好

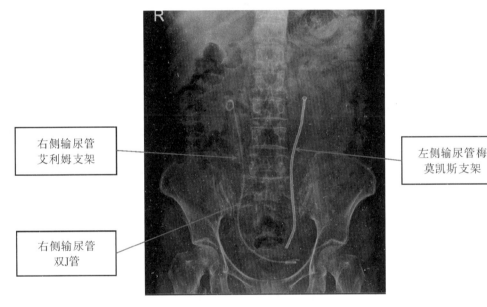

图2-14-1　入院时留置输尿管支架管情况

（二）检查结果

体查示患者体温36.5 ℃，心率96～106次/分，鼻导管高流量氧疗状态下呼吸22～26次/分，血压（132～147）/（69～85）mmHg，血氧饱和度96%～100%，无镇静镇痛，神清，双眼向右侧凝视，呼之能睁眼、点头。右上肢肌力4级，左上肢及双下肢肌力0级。左上肢肌张力降低，右上肢及双下肢肌张力增高，双侧巴氏征（＋），美国国立卫生院神经功能缺损评分（National Institute of Health stroke scale，NIHSS）为19分，GCS为7分，尿管引流浅黄色尿液，尿量约3000 mL/d，右肾造瘘管无液体引出。实验室检查：血红蛋白74 g/L，白细胞计数7.74×10^9/L，血小板计数129×10^9/L，尿红细胞计数607.20/mL，尿白细胞计数140.80/mL，尿培养奇异变形杆菌。患者为退休工人，有本地医保，住院态度自愿且积极，家属担心预后。

三、拟解决疑难护理问题

（1）脑卒中已高居我国居民死亡及致残原因的第一位，目前，医学界比较公认对无禁忌证的急性脑梗死患者进行早期康复治疗是有益的，但该患者病情严重，康复难度大，何时进行康复治疗是安全的？急需个体化康复治疗方案。

（2）患者确诊脑梗死第2天，颈内静脉彩超提示：右颈内静脉置管管周局部血栓。双下肢静脉彩超提示：左下肢深静脉血栓形成，股总静脉不完全栓塞，股浅静脉完全栓塞。在深静脉导管维护方面，如何预防导管功能不良的发生？患者下肢深静脉血栓，在康复治疗过程中，如何进行功能锻炼和防止血栓脱落引起肺栓塞是另一护理难点。此外，抗凝治疗会加大出血的风险，调整凝血－抗凝平衡也至关重要。

（3）围手术期脑梗死是外科手术少见但严重的并发症，近年来手术与麻醉技术及围手术期护理水平有着较大的提高，但围手术期发生脑血管病的事件依然没有明显减少，如何甄别泌尿外科围手术期脑梗死的高危患者？

四、多学科护理会诊

（一）康复专科

（1）运动的方式随患者意识状况随时调整，早期以被动运动为主，防止废用综合征，摆放良肢位。方法：①指导抗痉挛体位管理，患侧下肢屈髋、屈膝，足踩在床面上或伸髋、伸膝，踝关节背屈90°，健侧下肢可放舒适的位置。②患侧卧位：患侧下肢呈伸髋、膝稍屈，踝关节背屈90°；健侧下肢下垫枕，屈髋、屈膝，取舒适卧位。③健侧卧位：患侧在上，健侧下肢用垫枕支撑，呈迈步状（屈膝、屈髋，踝关节背屈90°，患足不可悬空）。每2小时变换一次体位。良肢位摆放时间最好达到3个月以上。

（2）根据患者肌力状况进行主动和被动交替运动，对左下肢进行踝泵运动，但避免按摩和挤压，右下肢和双上肢使用间歇充气压力治疗。

（3）博巴斯（Bobath）技术训练，防止手的屈曲挛缩，避免腕屈以及前臂旋前畸形，防止肩关节继发性活动受限，有助于抑制屈肘肌群的痉挛。方法：双手交叉相握，掌心相对，左侧偏瘫手拇指置于右手拇指掌指关节之上，右手带动左手上举，肘关节伸直，肩关节前屈。

（4）完善皮肤和防压疮护理，防止剪切力和摩擦力。

（5）鼓励家属参与照顾，辅助患者进行功能锻炼，让患者感受到家人的关爱，树立早日康复的信心。

（二）中医专科

（1）患者久病至气血亏虚，结合舌苔和脉象，属气虚血瘀型中风，进行经络穴位电刺激，兴奋神经肌肉组织，促进局部血液循环，起到通络镇痛的效果。每天2次，每次30分钟。

（2）耳穴压豆，疏经通络，调节脏腑功能。取穴：肝、肾、神门、肩、肘、腕、骶尾椎、膝关节、踝关节对应耳穴，每处穴位按摩30秒，每天3～4次。

（3）注意患者血压变化，保证足够的液体摄入。

（4）营养干预，由营养科制订肠内营养方案。

（三）静疗专科

（1）患者为恶性肿瘤患者，长时间卧床，血液处于高凝状态，易发生导管相关性血栓。

（2）右颈内静脉导管管周血栓如果不影响导管的正常功能，可以在药物抗凝的基础上继续使用。

（3）谨防患者右颈内静脉导管堵塞，影响患者的治疗。临床常见的导管堵塞有两类，一种为药物性堵管，在同一腔输注两种或两种以上药物时，应评估药物的相容性。需要持续输注药物时，每4小时进行一次冲管。另一种为血液性堵管，当患者中心静脉压升高或患者出现咳嗽等情况，容易引起血液回流至导管，若未及时发现，易引起血液性堵管。

（四）血管外科

（1）患者左下肢深静脉血栓位置较高，避免挤压、按摩以及热敷左下肢。

（2）跟踪复查颈部、双下肢及髂血管彩超。

（3）应用治疗量的低分子量肝素制剂皮下注射。

（五）泌尿外科

1）监测出入量，避免脱水。

2）低分子量肝素制剂治疗期间，注意观察患者尿管和肾造瘘管引流液的颜色、量、性质，有无血尿、伤口渗血、皮肤黏膜出血及牙龈出血等。

3）动态监测患者血红蛋白、血小板计数、D-二聚体及血栓弹力图等各项指标。

4）分析泌尿外科围手术期脑梗死危险因素：

（1）高龄合并心脑血管疾病，尤其是高血压。

（2）血液高凝状态。

（3）术中俯卧位使下肢血液回流阻力增加。

（4）贫血、血流缓慢。

（5）使用脱水剂，血液浓缩。

（6）疼痛、精神紧张致血压波动。

五、护理结局

抗凝治疗期间，患者右肾造瘘管和尿管引流液呈浅黄色，未出现继发出血，5周后，给予拔除右肾造瘘管。7周后，患者血管彩超显示：右颈内静脉置管管周血栓及左股总静脉血栓缩小。患者右上肢肌力5级，右下肢肌力4级，左侧肢体肌力0级，可主动进行博巴斯技术训练，NIHSS评分为12分，GCS为15分。患者精神状况有改善，病情稳定，能言语交谈，表示不愿就此一直卧床，希望通过康复治疗，让自己各方面机能尽可能地恢复到较好的状态，遂转至康复医院进行康复训练。

六、体会与反思

早期康复干预对于脑梗死患者的功能恢复具有至关重要的影响。在患者确诊脑梗死后，泌尿外科立即启动多学科合作模式，由专科护士主持疑难病例讨论，旨在探讨泌尿外科围手术期脑梗死危险因素，为患者制订个性化的康复计划。在全面考虑潜在并发症的同时，MDT 团队权衡了功能锻炼、血栓及出血风险，以优化康复工作流程。MDT 团队高度重视康复质量控制，根据患者的具体状况，选择合适的康复方法和技术，使患者能够循序渐进地达到康复目标。

在应用低分子量肝素制剂治疗的过程中，MDT 团队强化了对专科体征及检验结果的监测，准确记录肾造瘘管及尿管的颜色、量、性质变化，全面评估患者的凝血状况，以确保治疗的有效性和安全性。然而，受住院时间限制，留置胃管肠内营养等措施使得吞咽功能的评估不够充分。

七、专家点评

王滨，深圳大学总医院，副主任护师

围手术期一旦并发脑梗死，会增加患者的致残率与病死率，预后较差，会给家庭造成严重的负担。此案例以泌尿外科护士为主导，邀请了康复专科、中医专科、静疗专科、血管外科进行了 MDT，建议增加神经内科医护会诊意见。以患者为中心，依托多学科团队为患者制订了规范化、个体化、综合化的详细治疗方案。此次的 MDT 提升了护理技术水平，发挥了专科护理优势，打破了专科壁垒，为以后的护理工作提供了宝贵的经验。

（案例来源：广州医科大学附属第一医院）

（张苏迎 马啸吟 冯叶菡 江小艳）

参考文献

［1］崔雪岩，张金华，周小琰，等. 老年脑梗死患者康复护理方案的构建及应用［J］. 中华护理杂志，2023，58（3）：268 - 275.

［2］董春霞. 围手术期缺血性脑血管病［D］. 长春：吉林大学，2013.

［3］甘文杰，冯利勉，罗曹靖，等. 床旁下肢康复训练仪联合抗凝药物在 DVT 高风险脑梗死卧床患者中的应用［J］. 齐鲁护理杂志，2022，28（15）：64 - 67.

［4］李明轩，郭连瑞. 急性下肢深静脉血栓形成的治疗进展［J］. 中国血管外科杂志（电子版），2022，14（3）：266 - 270.

［5］罗祖平，李春霞，蒋倩，等. 预防脑卒中后偏瘫患者足下垂的最佳证据总结［J］. 临床护理杂志，2022，21（6）：66 - 71.

［6］马金风，张秀花，李瑞. 早期康复护理联合延续护理对老年脑梗死患者神经功能和生活质量的影响［J］. 齐鲁护理杂志，2022，28（17）：80 - 83.

［7］倪金迪，李响，刘梅，等. 脑卒中及短暂性脑缺血发作的二级预防指南核心内容（2014 年 AHA/ASA 版）［J］. 中国临床神经科学，2015，23（2）：168 - 174.

［8］帕丽达·买买提，武云云，茹克亚古丽·买买提，等. 综合康复护理干预对废用综合征患者的效果评价［J］. 中国康复医学杂志，2018，33（3）：340 - 342.

［9］秦瑷. 1 例肾结石碎石取石术后 6 天突发急性脑梗死的个案护理［J］. 当代护士（下旬刊），

2020，27（3）：147－148.

［10］孙晓敏，孙晓红．间歇性充气加压预防重度颅脑损伤患者下肢深静脉血栓形成的效果［J］．血栓与止血学，2022，28（1）：173－174.

［11］张伟，刘宝辉，夏成德，等．D－二聚体对成年烧伤患者下肢深静脉血栓形成的预测价值［J］．中华烧伤与创面修复杂志，2022，38（4）：335－340.

［12］中华医学会神经病学分会，中华医学会神经病学分会脑血管病学组．中国急性缺血性脑卒中诊治指南2014［J］．中华神经科杂志，2015，48（4）：246－257.

［13］CHANG M C，PARK S W，LEE B J，et al. Relationship between recovery of motor function and neuropsychological functioning in cerebral infarction patients：the importance of social functioning in motor recovery［J］. Journal of intergrative neuroscience，2020，19（3）：405－411.

［14］JANG S H，LEE J，SEO Y S. Motor recovery by the aberrant pyramidal pathway in a patient with cerebral infarct［J］. Medicine（Baltimore），2020，99（22）：e20282.

［15］SATO K，INOUE T，MAEDA K，et al. Undernutrition at admission suppresses post－stroke recovery of trunk function［J］. Journal of stroke and cerebrovascular disease：the official journal of National Stroke Association，2022，31（4）：106354.

案例十五

1 例前列腺癌根治术后并发
肠梗阻患者的护理

一、引言

前列腺癌指的是发生于前列腺的一种上皮性恶性肿瘤，目前在国内发病率高，以 70～80 岁的男性为高发人群。前列腺癌根治术是目前临床治疗前列腺癌的最有效手段。腹腔镜前列腺癌根治术（laparoscopic radical prostatectomy，LRP）是一种科学的微创手术治疗方法，能够有效减少手术时间、减轻手术创伤、减少术中出血量、防止术后并发症发生，因而在临床广泛应用。近年来，机器人辅助腹腔镜前列腺癌根治术（robot-assisted laparoscopic radical prostatectomy，RALRP）作为一种前列腺癌新型治疗手术方式，由于其具有内手腕及高清三维视觉系统，相较于 LRP 的传统腹腔镜操作更精细灵活，损伤更小，在维持尿控、保留勃起功能等方面均明显优于其他手术方式，现几乎成为治疗局限性前列腺癌的"金标准"。

但随着手术应用范围的扩大，RALRP 操作要求越来越高，术后并发症的出现不容忽视。本案例在实施机器人辅助前列腺癌根治＋盆腔淋巴结清扫术后第 2 天即出现胃肠功能不适主诉，行腹部平片检查显示胃肠道穿孔并肠梗阻，采用多学科护理协作方式，针对性实施护理措施，取得了良好的护理效果。

二、案例资料

（一）病史资料

本案例病史资料如表 2-15-1 所示。

表 2-15-1　病史资料

项目	内容
诊断	前列腺恶性肿瘤
入院日期	2023 年 5 月 29 日
一般情况	姓名：曾某　　性别：男　　　　年龄：60 岁　　　　职业：一般人员 学历：小学　宗教信仰：无　身高：170 cm　体重：59 kg　BMI：20.4 kg/m²
现病史	患者 5 月 29 日在我院门诊以"高 PSA* 血症、前列腺增生"入科。患者缘于 1 年前无明显诱因出现尿频、尿急，1 个月前症状加重，遂至当地医院就诊，查 PSA 为 24 μg/L。现患者为进一步治疗入我院门诊，入科

续表 2 - 15 - 1

项目	内容
既往史	高血压，慢性胃炎，否认药物、食物过敏史。否认外伤史。否认手术史。预防接种史不详。输血史不详。家族史：无
个人史	出生于江西省九江市，无疫区居住史，无地方病病史，无吸烟史，无饮酒史，无有害粉尘吸入史，饮食无偏嗜
专科评估	触诊：前列腺大小约 4 cm×3 cm×3 cm，质硬，右侧叶可触及一直径 1 cm 结节，退出指套无染血

*：PSA，prostate-specific antigen，前列腺特异性抗原。

（二）检查结果

1. 入院前检查

2023 年 4 月 27 日前列腺 B 超：前列腺形态饱满，大小约 43 mm×34 mm×30 mm，包膜光滑，内部回声不均匀，内可见点状强回声，前列腺增大并伴有钙化灶。

2. 住院期间检查

2023 年 5 月 29 日前列腺 MRI 平扫 + 增强：前列腺底部 9—12 点钟方向外周带结节，前列腺影像报告和数据系统（prostate imaging reporting and date system，PI-RADS）评分为 5 分；前列腺外周带异常信号结节灶，PI-RADS 评分为 4 ～ 5 分，均考虑前列腺癌。

2023 年 6 月 2 日病理检查：前列腺腺泡腺癌。①前列腺左中内穿刺活检：前列腺腺泡腺癌，前列腺癌格利森评分系统（prostate cancer Gleason score system）评为 5 + 3 = 8 分，预后分级分组 4。肿瘤在穿刺组织中占比 0.9 cm/1.5 cm。②前列腺左中外穿刺活检：前列腺腺泡腺癌，Gleason 评分为 5 + 4 = 9 分，预后分级分组 5。肿瘤在穿刺组织中占比 0.2 cm/1 cm。③前列腺左后内穿刺活检：前列腺腺泡腺癌，Gleason 评分为 5 + 5 = 10 分，预后分级分组 5。神经束受累。肿瘤在穿刺组织中占比 1.5 cm/1.5 cm。④前列腺左后外穿刺活检：前列腺腺泡腺癌，Gleason 评分为 5 + 5 = 10 分，预后分级分组 5。肿瘤在穿刺组织中占比 1.3 cm/1.5 cm。⑤前列腺右前外穿刺活检：前列腺腺泡腺癌，Gleason 评分为 5 + 3 = 8 分，预后分级分组 4。肿瘤在穿刺组织中占比 1.0 cm/1.0 cm。⑥前列腺右中内穿刺活检：前列腺腺泡腺癌，Gleason 评分为 5 + 3 = 8 分，预后分级分组 4。肿瘤在穿刺组织中占比 1.2 cm/1.5 cm。⑦前列腺右中外穿刺活检：前列腺腺泡腺癌，Gleason 评分为 5 + 5 = 10 分，预后分级分组 5。神经束受累。肿瘤在穿刺组织中占比 0.8 cm/1.0 cm。⑧前列腺右后内穿刺活检：前列腺腺泡腺癌，Gleason 评分为 5 + 5 = 10 分，预后分级分组 5。肿瘤在穿刺组织中占比 1.5 cm/1.5 cm。⑨前列腺右后外穿刺活检：前列腺腺泡腺癌，Gleason 评分为 5 + 5 = 10 分，预后分级分组 5。神经束受累。肿瘤在穿刺组织中占比 1.0 cm/1.0 cm。免疫组化：p504s（ + ），PSA（ + ），PSAP 大部分（ + ），p63 及 CK34βE12 示基底细胞消失。膀胱充盈欠佳。

2023 年 6 月 22 日腹部平片：右膈下见游离气体，肠管明显积气及扩张，腹部见多个大小不等液气平面，提示胃肠道穿孔并肠梗阻。

2023 年 6 月 25 日胸腹 B 超：膀胱下方探及液性暗区，深约 36 mm，透声欠佳，盆腔积液。

3. 主要阳性实验室检查结果

患者住院过程中主要的阳性实验室检查结果如图 2 – 15 – 1 至图 2 – 15 – 6 所示。

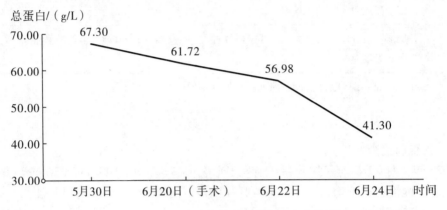

图 2 – 15 – 1　患者住院期间总蛋白水平变化趋势

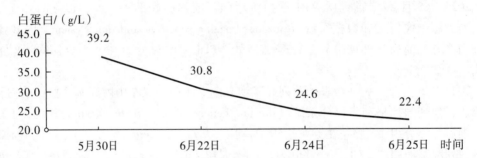

图 2 – 15 – 2　患者住院期间白蛋白水平变化趋势

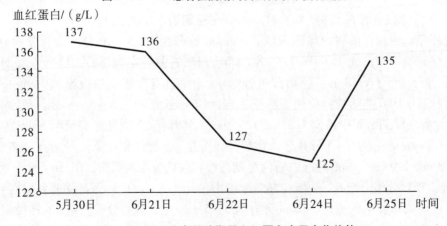

图 2 – 15 – 3　患者住院期间血红蛋白水平变化趋势

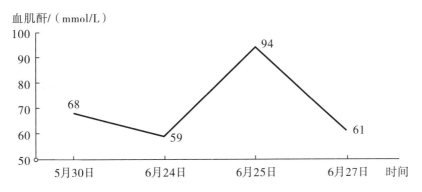

图 2-15-4 患者住院期间血肌酐水平变化趋势

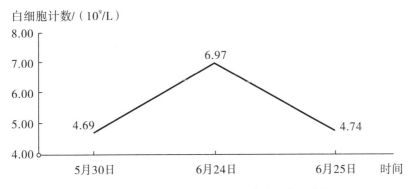

图 2-15-5 患者住院期间白细胞计数变化趋势

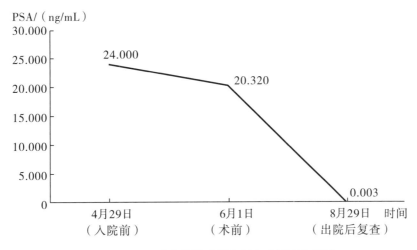

图 2-15-6 患者住院前后血 PSA 水平变化趋势

（三）治疗过程

2023 年 5 月 29 日，因"高 PSA 血症、前列腺增生"收入科。

2023 年 5 月 31 日，组织科内会诊讨论：

术前讨论：①患者入院前查 PSA 24 μg/L，不排除前列腺癌可能，具备前列腺穿刺指征，综合考虑拟择日行 B 超引导下经会阴前列腺穿刺活检术；②病理结果明确后，行择期手术治疗。

2023 年 6 月 1 日，行 B 超引导下经会阴行系统 12 针前列腺穿刺活检检查。

2023 年 6 月 20 日，行"机器人辅助前列腺癌根治＋盆腔淋巴结清扫术"。

2023 年 6 月 21 日，患者术后第 1 天肛门有少许排气，给予进食后出现恶心、呕吐、腹胀，呕吐物为墨绿色胃内容物，医嘱予以禁食，禁饮。

2023 年 6 月 21 日晚夜间，患者主诉阵发性腹部胀痛，伴间断性恶心、呕吐。

2023 年 6 月 22 日 9∶00，患者腹部疼痛症状加重，体查：腹部压痛、反跳痛且腹肌紧张，板状腹。请普外科医生会诊，结合患者既往"胃炎"病史和腹部平片检查所见，普外科医生考虑胃肠穿孔导致早期炎性肠梗阻。会诊意见：予以继续禁食、禁水，胃肠减压，抗感染，营养支持，维持水电解质平衡等对症治疗。

2023 年 6 月 22 日 15∶00：组织护理多学科会诊。

2023 年 7 月 1 日：患者症状好转，胃肠功能恢复，拔除胃管，经口进行流质饮食。

2023 年 7 月 4 日：拔除伤口引流管、尿管。

2023 年 7 月 9 日：患者顺利出院。

三、拟解决疑难护理问题

（1）胃肠专科：早期下床活动是加速术后康复（enhanced recovery after surgery，ERAS）中促进胃肠功能恢复的关键步骤，那么针对绝对卧床患者，在出现"胃肠道穿孔并肠梗阻"时，如何实施护理措施，促进患者快速康复呢？

（2）血管外科专科：患者 Caprini 评分为 5 分（中高危），存在 VTE 高风险，制订预防 VTE 的措施和活动方案。

（3）营养专科：患者术后白蛋白低，需要营养支持，且患者 NRS 2002 评分为 5 分，制订营养支持方案。

（4）心理专科：患者焦虑自评量表（SAS）评分为 70 分，重度焦虑；匹兹堡睡眠质量指数（PSQI）为 15 分，中度睡眠问题，如何实施心理护理？

四、多学科护理会诊

（一）胃肠专科

（1）评估患者腹胀分级。该患者腹胀分级：2 级（中度腹胀，腹部膨隆，有轻度压痛感，腹式呼吸减弱）。持续胃肠减压是主要措施之一。

（2）留置胃管持续胃肠减压，留置胃管期间，保持胃管有效引流，准确记录引流液的颜色、性状、量，发现问题及时报告。

（3）密切观察腹部体征，动态记录腹围、腹内压、肠鸣音情况，必要时行手术治疗。

（4）建议请中医科会诊，加强穴位按摩及穴位注射，定位足三里穴，指导家属按摩足三里穴，10 分/次，4 次/天；必要时，遵医嘱给予药物穴位注射，2 次/天。

（5）行辅助超声导入治疗 30 分钟，2 次/天。

（6）指导患者早期在床上进行踝泵运动，如屈膝、抬腿等，有效促进肌力功能锻炼；手术当天可咀嚼口香糖 + 行 3 秒缩唇呼吸（5 ～ 10 次/天）、行呼吸训练；术后第 1 天增加屈膝 + 抬腿（2 小时/次，5 ～ 10 次/分）；术后第 2 天增加 3 秒抬臀运动（2 小时/次）；术后第 3 天行床上坐起（2 小时/次）、床上踩单车（3 次/天，15 分/次）。可以每天使用洛维特（Lovett）肌力分级法评估患者四肢肌力。

（7）在患者可以下床活动时，可根据肌力评估结果，帮助患者下床活动，如平地走、爬楼梯等。

（二）心血管外科专科

（1）Caprini 评分为 5 分（中高危），建议和主管医生沟通，请血管外科医师会诊，行双下肢血管彩超检查，了解患者血流情况。

（2）每天测量大小腿围并记录，每班检查足背动脉搏动，双下肢保暖。

（3）基础预防：①了解患者对深静脉血栓的了解程度、自护能力；评估其发生深静脉血栓的风险系数；口头宣教深静脉血栓相关危害，提升防护能力的重要性等，提高患者认知，引起其重视，便于预防工作顺利实施。②指导家属定期检查患者下肢皮肤温度、肤色。向家属示范如何帮助患者更换体位，讲解体位更换目的，并协助家属为患者进行体位更换，如侧卧位或半卧位，每 2 小时更换 1 次。同时，嘱家属轻轻拍打、推揉患者腿部，放松腿部肌肉，每侧肢体给予 8 ～ 10 分钟按摩，每 4 小时 1 次，4 次/天。③床上被动锻炼干预：在患者逐渐适应体位干预及肢体按摩、恢复自主意识或病情有所缓解后，给予床上被动锻炼（根据患者耐受度，进行直腿抬高、膝关节屈伸、踝泵运动等锻炼，10 分钟/次，3 次/天）。④床上主动锻炼干预：经过一段时间床上被动锻炼，并确定患者能自行完成后，可指导其自行进行锻炼，10 分钟/次，3 次/天。⑤半卧位锻炼：确定患者能自行完成锻炼后，可在其耐受度允许前提下，逐渐引导、鼓励并协助患者完成半卧位锻炼，30 分钟/次。

（4）物理预防：护理人员可应用梯度加压弹力袜，以及间歇充气加压装置，预防患者下肢深静脉血栓。

（5）药物预防：必要时给予低分子量肝素钙注射液，并密切监测患者下肢皮肤状况。

（三）营养专科

（1）营养支持：根据患者体重，计算出每天所需蛋白质 = 体重 ×（1.2 ～ 1.5 g）/（kg·d）= 70.8 ～ 88.5 g。患者禁食期间，首选肠外营养治疗 + 白蛋白静脉输注 + 鼻饲营养液治疗；患者恢复经口饮食期间，口服营养补充剂（ONS），进行高蛋白饮食。

（2）肠内营养期间：营养液温度适宜 38 ～ 42 ℃，鼻饲前后温水冲管，保持鼻饲管道通畅。

（3）营养评估每周 1 次，根据患者情况动态调整营养治疗方案。

（四）心理专科

护士换位思考，感知患者需求，充分理解和认同患者的感受，增强患者信心。

（1）与患者分享成功的同病案例，讲述疾病知识，加强沟通，给予正面鼓励。

（2）促进患者心理安全，身心健康，康复更快。

（3）护士在护理中起到多角色引导作用（访谈者、劝导者、支持者、引导者、咨询者、教育者、建设者等）。

（4）指导患者采用深呼吸、听音乐或其他美妙的自然声音来放松心情。

（5）调动患者对美好事物的积极性，如患者出现恐惧、焦虑等心理问题时，及时采取切实可行的措施帮助患者摆脱心理问题。

五、护理结局

2023 年 6 月 23 日（多学科护理会诊后第 1 天），持续胃肠减压，予以实施肠外营养，静脉输注白蛋白，患者主诉腹胀、恶心、呕吐症状减轻，评估腹胀分级为 1 级，腹围减少 2 cm。

2023 年 6 月 26 日（多学科护理会诊后第 4 天），患者肛门排气，未排便，可在床上主动实施肢体活动，评估四肢肌力：4 级。

2023 年 6 月 29 日（多学科护理会诊后第 7 天），患者排便一次，布里斯托大便分类法分类为糊状大便；患者可下床活动，Caprini 评分为 2 分。

2023 年 7 月 1 日：拔除胃管，予流质饮食，实施 ONS。

2023 年 7 月 8 日：患者出院前一天，进食半流质饮食，评估腹胀分级为 0 级；Caprini 评分为 1 分；NRS 2002 评分为 1 分；焦虑自评量表（SAS）评分为 45 分，无睡眠问题。

2023 年 7 月 9 日：患者出院。

六、体会与反思

对于行机器人辅助前列腺癌根治＋淋巴结清扫术的前列腺癌患者，术后若出现胃肠功能障碍，应尽早启动相关专科护理会诊，实施加速术后康复，对患者的预后起到促进作用。迅速准确评估者突出、严重的护理问题后，快速组织相应专科，针对患者需要解决的护理问题，给予精准可落实的护理方案。综合各专科的会诊意见，形成具体的护理措施。在实施过程中，如果患者的病情仍然向不利的趋势发展，应再次组织专科护理会诊，进行方案措施的调整。

在该患者的护理过程中，有可进一步完善的地方。例如，在术前进行预康复指导，术后预防远期并发症（如尿失禁）等方面未能及时干预。泌尿外科专科护士在术前进行预康复指导，在术后进行尿控指导，更利于提高患者生活质量。

七、专家点评

陈桂丽，中山大学附属第三医院，副主任护理师

（1）前列腺癌根治术为泌尿外科较为常见的手术之一，术后并发症护理不容小觑。

（2）前列腺癌根治术后合并胃肠道穿孔并肠梗阻情况危急，严重影响患者术后预后，迅速准确评估者目前突出护理问题，并组织胃肠专科、心血管外科、营养专科针对现存的护理问题给予精准可落实的护理方案，形成及时恰当的护理措施。

（3）及时关注患者心理变化，根据患者情况，制订个性化护理计划，进行预见性护理，提高护理效果及患者满意度，加速患者快速康复。

（4）在措施应用过程中，根据患者的病情变化及时准确评分，动态调整护理计划，

为患者提供最优化的照护方案。

（5）多学科联合护理可以更全面、准确地评估患者需求，并制订科学、个性化的护理方案，对促进患者的康复有积极的影响，值得借鉴推广。

（案例来源：南部战区总医院）

（张惠芬　颜琴　颜书亚）

参考文献

［1］黄健，张旭. 中国泌尿外科和男科疾病诊断治疗指南：2022 版［M］. 北京：科学出版社，2022.

［2］李名城，张学平，章语. 机器人辅助手术在前列腺癌患者中的应用效果及术后并发症分析［J］. 机器人外科学杂志（中英文），2023，4（3）：227-232.

［3］中国医师协会泌尿外科医师分会，中国医师协会麻醉学医师分会. ERAS 中国专家共识暨路径管理指南（2018）：前列腺癌根治手术部分［J］. 现代泌尿外科杂志，2018，23（12）：902-909.

［4］刘云访，李素云，喻姣花，等. 肠内营养并发腹泻、腹胀风险预警分级标准及干预方案的构建［J］. 护理研究，2022，36（20）：3701-3705.

［5］李薇. 前列腺癌患者的营养治疗专家共识［J］. 肿瘤代谢与营养电子杂志，2021，8（5）：503-507.

［6］李萍，盖琼艳. ERAS 全程胃肠道管理在机器人辅助腹腔镜前列腺癌根治术中的应用［J］. 循证护理，2022，8（5）：641-645.

［7］王东，郭剑明，古迪，等. 单孔机器人辅助前列腺癌根治术专家共识［J］. 微创泌尿外科杂志，2023，12（1）：18-24.

［8］熊波波，张劲松，李宁，等. 机器人辅助在前列腺癌外科治疗的研究进展［J］. 临床肿瘤学杂志，2020，25（3）：272-276.

［9］叶颖颖. 穴位敷贴超声导入疗法治疗 ICU 患者胃肠功能障碍的疗效观察［J］. 中国中医药科技，2021，28（4）：679-681.

—— 案例十六 ——

1例妊娠合并尿脓毒血症患者的护理

一、引言

脓毒血症是以全身感染继发多器官衰竭、系统功能障碍为特点的全身性疾病，存在发病急、进展快、预后差、死亡率高的特点，是 ICU 最常见的疾病类型，泌尿外科尿脓毒血症最为常见，多由结石堵塞输尿管发展而来，数据显示妊娠期肾结石的发病率在 1/1500～1/200，并呈逐年上升的趋势。

尿路结石是导致妊娠期患者因非产科因素住院的常见病因。妊娠中晚期合并上尿路结石的较妊娠早期合并上尿路结石的多见。由于身体、内分泌的变化，胎儿的压迫，激素的改变，使肾盂、输尿管扩张积水，输尿管蠕动减退，正常排尿功能改变，尿流停滞、变缓，加上代谢加快，过量的高蛋白饮食，容易导致上尿路结石的产生。结石造成梗阻合并尿路感染时，出现临床感染症状并且伴有全身炎症反应即可诊断为尿脓毒血症。若不及时救治，肾盂内压升高可引起尿脓毒血症加重，甚至出现器官功能衰竭及感染性休克等。孕妇常对产检检出的肾积水不够重视，出现严重腰痛、发热等症状时才到医院诊治，此时部分孕妇已发展成肾盂肾炎、肾功能损害，少数甚至出现脓毒血症、感染性休克，危及母婴生命。由于处于妊娠期这一特殊时期，随着孕程进展，需要联合急诊科、产科、妇科、麻醉科、手术室、泌尿外科等临床科室，做好病情的精确判断、及时评估妊娠风险，多学科全程、全方位管理妊娠期肾结石的患者。

二、案例资料

（一）病史资料

本案例病史资料如表 2-16-1 所示。

表 2-16-1　病史资料

项目	内容		
诊断	①右侧输尿管上段结石并右肾积脓；②尿脓毒血症；③脓毒性休克；④右侧肾绞痛；⑤右侧肾结石；⑥中期妊娠		
入院时间	2022 年 2 月 14 日 1:30		
一般情况	姓名：胡某	性别：女	年龄：33 岁
	职业：无	学历：大专	宗教信仰：无
	身高：159 cm	体重：52.2 kg	BMI：20.65 kg/m^2

续表 2 - 16 - 1

项目	内容
既往史	平素体健，否认高血压、糖尿病、冠心病、脑梗死、肾病等病史，否认肝炎、结核、伤寒等传染病史，预防接种史不详，否认药物、食物过敏史，否认外伤史，否认手术史，否认输血史。2022 年 2 月 12 日外院超声提示：双肾结石
个人史	已婚，G1P0，无抽烟、饮酒，无药物依赖，无过敏史
现病史	患者停经 22 周余，在外院行常规产检，无特殊。2 天前患者无明显诱因出现下腹部疼痛，疼痛为酸胀痛伴肉眼血尿，无大汗淋漓，无心悸、气促，无发热，无尿痛等不适，疼痛逐渐转移至右侧腰部。2022 年 2 月 12 日于外院门诊行泌尿系超声提示双肾结石，为进一步诊治，就诊于我院。门诊拟以 "①右侧肾绞痛；②血尿查因；③双侧肾结石；④中期妊娠" 收入院，于 2022 年 2 月 15 日 12：00—12：27 在椎管麻醉下行输尿管镜下右侧输尿管结石钬激光碎石术 + 右侧输尿管镜检查 + 输尿管镜下右侧输尿管双 J 管置入术。术中镜下见膀胱内尿液浑浊，右侧输尿管开口位置、形态正常，见浑浊脓液喷出；左侧输尿管开口位置、形态正常，喷尿情况正常；膀胱三角区黏膜充血，未见肿瘤、结石及憩室。术中全程见大量脓液，于输尿管上段可见黄色结石一枚，大小约 1.0 cm×0.8 cm，予钬激光碎石，在输尿管镜镜视下将双 J 管推入输尿管，留置 16 Fr 导尿管。术中出现寒战，体温 37.2 ℃，血压偏低，（84 ～ 105）/（36 ～ 67）mmHg，予以去甲肾上腺素维持血压，心率 100 ～ 120 次/分，血氧饱和度94% ～ 97%。术后监测胎心正常，约 146 次/分。术后送入外科监护病房，留置右锁骨下中心静脉导管，留置尿管见淡红色尿液引出，予心电监护及血氧饱和度监测，予持续低流量吸氧，转入后发热，体温逐渐上升至 38.9 ℃，脉搏 120 次/分，呼吸 33 次/分，血压 97/46 mmHg，血氧饱和度 97%，术后 1 小时尿量约 50 mL。患者神志清，精神疲倦，反应一般，面色、口唇稍苍白，双侧瞳孔等大等圆，对光反射灵敏；呼吸稍促，双肺呼吸音粗，未闻及干、湿性啰音；心率偏快，律齐，腹稍膨隆，未见明显腹壁静脉显露，未见胃肠型，腹肌软，腹部未扪及包块，腰部不饱满，双侧肾脏未能触及，双侧肋脊点、肋腰点、季肋点无明显压痛，右侧肾区明显叩痛，左侧肾区无明显叩痛。患者诉下腹部疼痛，体查见腹部稍隆，胎动如常，扪及敏感宫缩，胎心率约 143 次/分，律齐，阴道无流血流液。2022 年 2 月 15 日宫颈 B 超：长约36 mm，宫颈内口未见扩张。胎儿 B 超：活单胎，臀位，相当于 22 周。双下肢无水肿，肢端稍凉，毛细血管再充盈时间（capillary refilling time，CRT）为 2秒。术后蛋白三项示白蛋白水平为 26.4 g/L，提示低蛋白血症，13：50 予 20 g 白蛋白静脉滴注以提高血浆胶体渗透压，予去甲肾上腺素升压。请产科医生会诊，协助诊断胎儿情况，予黄体酮肌内注射及硫酸镁静脉滴注等安胎治疗。经治疗后发现患者仍发热，寒战消失，无抽搐，无恶心、呕吐，神志清，精神好转，心率仍偏快，尿量增多。血常规示血红蛋白 82 g/L，提示轻度贫血，为纠正贫血，提高血液携氧能力以改善氧合，予急查交叉配血，静脉滴注 O 型 Rh 阳性去白红细胞 2 U；予亚胺培南西司他丁钠抗感染治疗，每 6 小时 1 次；低流量吸氧；予适当补液维持电解质及内环境稳定；予白蛋白补充血浆胶体渗透压、去甲肾上腺素升压治疗。现生命体征：体温 38.5 ℃，脉搏 120 次/分，呼吸 32 次/分，血压 98/50 mmHg，血氧饱和度 97%

（二）检查结果

患者住院过程中主要阳性实验室检查结果见图 2 – 16 – 1 至图 2 – 16 – 8。

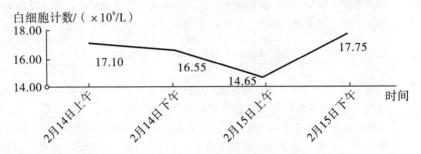

图 2 – 16 – 1　患者住院期间白细胞计数变化趋势

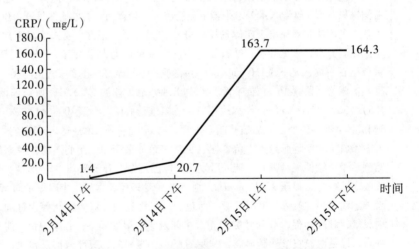

图 2 – 16 – 2　患者住院期间 CRP 水平变化趋势

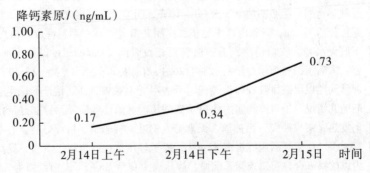

图 2 – 16 – 3　患者住院期间降钙素原水平变化趋势

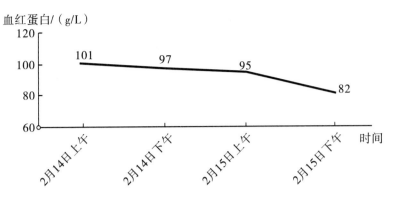

图2-16-4　患者住院期间血红蛋白水平变化趋势

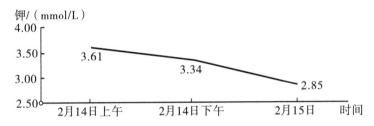

图2-16-5　患者住院期间血钾水平变化趋势

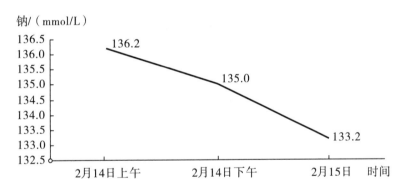

图2-16-6　患者住院期间血钠水平变化趋势

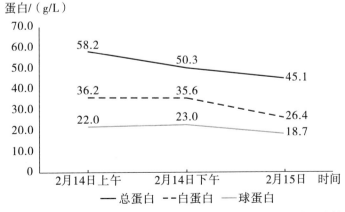

图2-16-7　患者住院期间总蛋白、白蛋白、球蛋白水平变化趋势

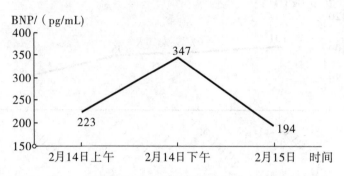

图 2 - 16 - 8　患者住院期间脑利尿钠肽（BNP）水平变化趋势

三、拟解决疑难护理问题

（1）重症医学科：患者术后体温最高 38.9 ℃，脉搏 120 次/分，呼吸 33 次/分，血压 97/46 mmHg，血氧饱和度 97%，术后 1 小时尿量约 50 mL，神志清，精神疲倦，反应一般，面色口唇稍苍白；呼吸稍促，双肺呼吸音粗，未闻及干、湿性啰音；心率偏快，心律齐，双下肢无水肿，肢端稍凉，CRT 为 2 秒。术后蛋白三项示白蛋白为 26.4 g/L，13:50 予白蛋白提高血浆胶体渗透压，予去甲肾上腺素升压。现术后 4 小时，患者快速序贯衰竭器官评分（quick SOFA，qSOFA）为 2 分，SOFA 为 3 分，考虑患者存在脓毒血症，可能会出现全身器官功能障碍及预后不良。患者腰背部疼痛于术前好转。术后 Caprini 评分为 5 分（高危），生活护理重度依赖，各项护理评估评分较术前升高，详见表 2 - 16 - 2。针对患者存在的上述情况，患者术后补液有 0.9% 氯化钠溶液 500 mL、复方氯化钠溶液 500 mL、钠钾镁钙葡萄糖注射液 500 mL，该如何进行液体管理？

表 2 - 16 - 2　专科评分　　　　　　　　　　　　　　　　单位：分

评估项目	2 月 14 日术前	2 月 15 日术后
qSOFA	2	2
GCS	15	14
SOFA	0	3
NRS 评分（右侧腰背部）	3	1
日常生活能力量表	50（中度依赖）	10（重度依赖）
Caprini 评分	1（极低危）	5（高危）
Braden 评分	23	14（中度危险）
跌倒评分	0	3

（2）产科：患者诉下腹部疼痛，体查见腹部稍隆，胎动如常，扪及敏感宫缩，胎心音约 143 次/分，律齐，阴道无流血流液。2022 年 2 月 15 日宫颈 B 超：长约 36 mm，宫颈内口未见扩张。胎儿 B 超：活单胎，臀位，相当于 22 周。现予硫酸镁注射液 1 g

静脉滴注抑制宫缩。针对患者情况，如何做好预防早产护理？

（3）内科：患者术后 4 小时，体温最高 38.9 ℃，有寒战，反复高热，已使用酚咖片予退热处理。患者呼吸稍促，双肺呼吸音粗，未闻及干、湿性啰音；心率偏快，律齐，暂无咳嗽、咳痰等呼吸道症状，但须卧床休息。如何做好妊娠患者反复高热的护理？

四、多学科护理会诊

2022 年 2 月 15 日 16：00—17：00 组织护理 MDT。

（一）重症医学专科

患者已诊断为尿脓毒血症，术前已使用亚胺培南，继续予每 6 小时使用 1 次。现持续使用去甲肾上腺素微泵注射升压，血压仅维持在 97/46 mmHg，建议尽快补充血容量，前 3 小时至少按 30 mL/kg 的剂量输入晶体液。患者体重 52.2 kg，补液量应为 1566 mL，按目前开出的液体治疗医嘱，可先予 0.9% 氯化钠溶液 500 mL、复方氯化钠溶液 500 mL、钠钾镁钙葡萄糖注射液 500 mL 静脉滴注。滴注过程中每 15～30 分钟监测一次生命体征，使中心静脉压维持在 8～12 cmH$_2$O、平均动脉压≥65 mmHg。为预防肺水肿及心衰的出现，可减慢补液速度，建议使用精密记尿器，保证尿量 >0.5 mL/（kg·h）。患者白蛋白为 26.4 g/L，存在低蛋白血症，可在扩容成功后使用人血清白蛋白，以稳定患者血流动力学以及改善体液负平衡状态。同时，必要时进行动脉血气分析，观察血清电解质、酸碱状态、血乳酸水平。

（二）产科

因患者怀孕 22 周，现患者诉腰背部及下腹部疼痛，有敏感宫缩，胎心音 143 次/分，存在早产的风险，予黄体酮 40 mg 肌内注射，建立单独静脉通道静脉滴注硫酸镁抑制宫缩等安胎治疗。先予 5% 葡萄糖 100 mL + 25% 硫酸镁 20 mL 静滴 1 小时的冲击量；后继续予 5% 葡萄糖 250 mL + 25% 硫酸镁 40 mL 静滴，硫酸镁以 12 g/h 的速度滴入，视宫缩情况进行调整，用量 1 天不超过 30 g。用药期间每 2 小时监测患者呼吸、膝反射、尿量，监测胎心，观察宫缩强度、阴道流血流液情况，使用硫酸镁的过程中警惕镁离子中毒，必要时监测血镁情况。患者处于孕中期，若宫缩频繁，可使用胎心监护仪监测宫缩情况；如下腹胀痛不能缓解，或出现阴道流血流液等情况，及时请产科医生会诊。指导患者每天自数胎动，正常情况下每小时 3～5 次，可借助胎动计数 App 协助记录。发热期间可持续予低流量吸氧。患者目前以卧床休息为主，建议以半卧位或左侧卧位为主。因限于床上活动，要预防深静脉血栓，该患者术后 Caprini 评分为 5 分，为高度危险，针对孕产妇静脉血栓栓塞症，目前常用的干预方法主要包括以踝泵运动、气压治疗为主的物理防治，现外科也采取了物理预防的措施。

（三）内科

尿脓毒血症是泌尿系统感染所致的脓毒血症，可进展为脓毒性休克，患者目前反复高热，体温最高达 39.7 ℃，在使用药物降温的同时，也可使用擦浴法；每小时监测体温情况，观察退热过程中身体有无排出大量的汗液，要及时擦干患者身上的汗液；更换衣物和被褥时注意病房温度控制在 22～26 ℃，以免着凉感冒。注意发热时给予低流量氧气吸入，保持两条静脉通道。患者病情重，密切监测患者的血压、脉搏、呼吸及感染指标等。继续跟踪产科会诊意见，关注胎心率有无增快。同时要落实基础护理，做好口腔护理及饮食指导，鼓励患者少食多餐，进食易消化的食物如粥、粉、面等；协助患者每天进行床上温水擦浴；使用便盆及坐便椅。患者发病急、病程进展快，治疗不及时可能会引发不良结局，患者会产生焦虑、恐惧、烦躁等不良情绪，做好心理护理，尽量满足患者的合理需求，向患者做好解释工作，包括病因、治疗方法等。

五、护理结局

患者精神状态良好，无发热，生命体征正常。无尿频、尿急、尿痛，无腰腹部痛，治疗过程中尿脓毒血症得到了控制，各项指标逐步恢复到正常值（图2–16–9至图2–16–17），出入量平衡及专科评估风险降低（表2–16–3、表2–16–4），下腹无胀痛。未扪及宫缩，阴道无流血流液，胎心、胎动正常，宫颈长度正常。2022年2月24日，按医嘱予办理出院。在我院行产检，无特殊，于2022年6月20日孕39周在我院行剖宫产术。产后42天后返院在输尿管镜下拔除输尿管支架管，手术过程顺利，无尿频、尿急等特殊不适。

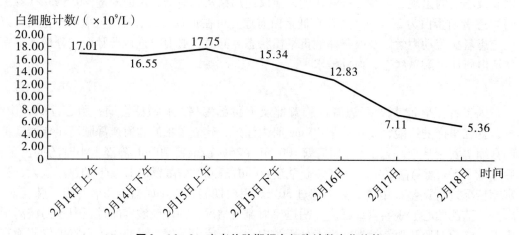

图2–16–9　患者住院期间白细胞计数变化趋势

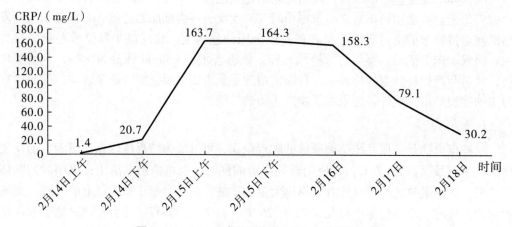

图2–16–10　患者住院期间CRP水平变化趋势

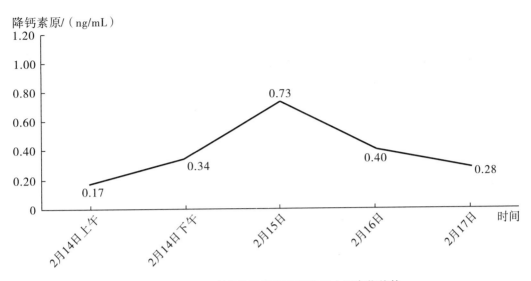

图 2 - 16 - 11　患者住院期间降钙素原水平变化趋势

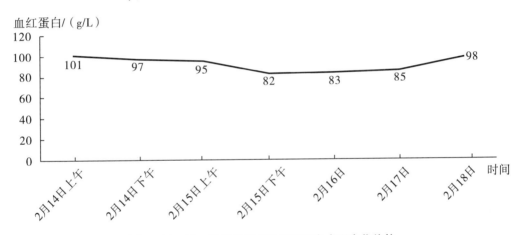

图 2 - 16 - 12　患者住院期间血红蛋白水平变化趋势

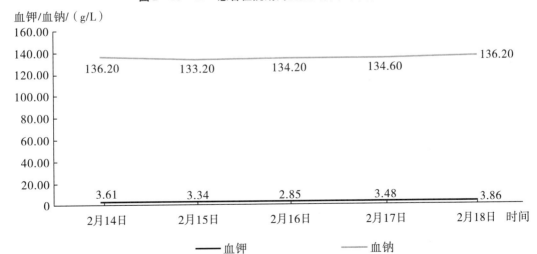

图 2 - 16 - 13　患者住院期间钾、钠水平变化趋势

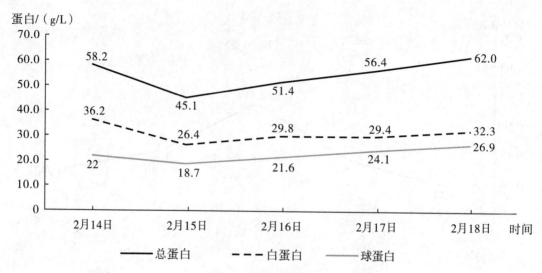

图 2 – 16 – 14　患者住院期间总蛋白、白蛋白、球蛋白水平变化趋势

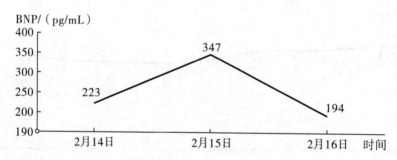

图 2 – 16 – 15　患者住院期间脑利尿钠肽（BNP）水平变化趋势

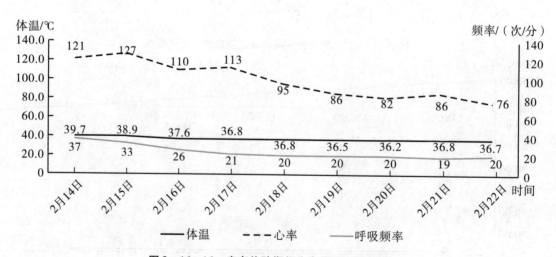

图 2 – 16 – 16　患者住院期间生命体征变化趋势 – 1

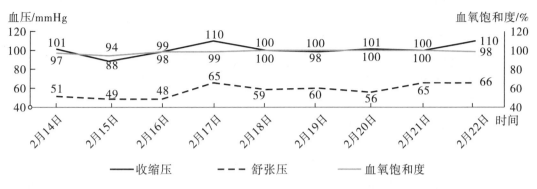

图2-16-17　患者住院期间生命体征变化趋势-2

表2-16-3　患者住院期间入量及尿量　　　　　　单位：mL

项目	2月14日	2月15日	2月16日	2月17日	2月18日	2月19日	2月20日
入量	4485	2928	3053	3093	2875	2525	3350
尿量	1500	4440	3492	2735	3300	2630	2540

表2-16-4　患者2022年2月24日出院前护理评估　　　　　单位：分

评估项目	2月15日	2月16日	2月17日	2月24日
qSOFA	2	2	0	0
GCS	14	14	15	15
SOFA	3	3	0	0
NRS评分 （右侧腰背部）	1	1	1	0
ADL	10（重度依赖）	55（轻度依赖）	85（轻度依赖）	100
Caprini评分	5（高危）	2	2	2
Braden评分	14（中度危险）	17（轻度危险）	21	23
跌倒评分	2	2	2	0

六、体会与反思

（1）妊娠合并尿脓毒血症是一种严重的妊娠并发症，它可能导致脓毒血症性休克、多器官功能衰竭甚至死亡。因此，早期预警并采取早期干预十分重要，临床上，SOFA、qSOFA、急性生理和慢性健康状况Ⅱ评分（acute physiology and chronic health evaluation-Ⅱ score，APCHE-Ⅱ score）等一系列重症评估工具可用于尿脓毒血症早期危重程度判断，帮助临床护士判断治疗时机，并预测疾病预后，但目前针对妊娠期妇女这类人群尚未有明确的评估工具，因此今后还须进行不断探索。

（2）在使用工具为患者进行及时评估后，应及时识别症状与体征，尽早干预，避免病情恶化。脓毒血症早期可能会出现寒战、高热、恶心、呕吐、呼吸急促等症状，护士应密切观察孕妇的生命体征，一旦发现异常，立即报告医生，尽快为患者建立静脉通道，迅速补充血容量，改善组织灌注，遵医嘱及时应用抗生素，调整补液顺序及速度。

（3）妊娠合并肾绞痛是泌尿外科的急腹症，其主要症状为腰腹部疼痛。严重的腰腹部疼痛和炎症刺激可诱发子宫收缩，可能引起胎膜早破、早产、流产甚至死胎等产科不良结局。在临床护理过程中必须重视对孕妇生命体征和胎心、胎动等的观察，及时组织多学科为患者制订详细护理措施。告知患者双 J 管留置期间并发症的观察和护理。

（4）急诊科作为医院急诊患者首诊科室，对妊娠期急症患者进行快速分诊以及对病情严重患者实施诊治起到至关重要的作用，因为妊娠期女性泌尿系结石并发肾绞痛起病急骤，须保证诊治的及时性，以改善患者预后，防止因为病情严重而使患者发生感染性休克甚至出现早产、流产、死胎等不良结局。此次未邀请急诊科护理专家会诊，未提取相关会诊意见。

（5）妊娠合并尿脓毒血症病情危重，发展迅速，容易给患者及家属带来极大的心理压力，护士应为其提供心理支持。此外，应与医生保持密切沟通，了解治疗方案，在护理过程中，要不断反思工作中的不足，及时调整和改进护理方案，提高护理质量。妊娠合并尿脓毒血症的护理工作需要全面、细致、专业。通过不断提高护理人员的专业知识和技能，以及优化护理流程和方法，方可为患者提供更加优质的服务。

七、专家点评

张惠芬，南部战区总医院，主管护理师

（1）医护 MDT 团队管理意识强，能迅速有效地对妊娠合并尿脓毒血症患者启动涵盖所有必要专科领域的多学科护理会诊，包括 ICU、内科、产科，MDT 团队为患者围术期提供了全程、动态、可行及个体化的精心整体护理。

（2）每阶段结合患者病情动态组织 MDT，明确每次护理查房的目的和需专科解决的问题，时间安排合理。各专科遵循最佳证据和实践经验的循证原则，能充分考虑患者的具体情况和全面需求（医疗、护理、心理、社会等）。综合各专科的会诊意见，形成具体的护理计划，措施得到有效落实，护理效果达到预期目标。

（3）本案例为泌尿外科专科护理 MDT 的成功案例，值得护理同行们借鉴学习。

（4）建议考虑患者特殊时期的特殊用药要求，是否应加入药理科会诊？此时若患者的孕产需求和治疗需求相矛盾，护理难点还应包含患者的抗生素应用的全程针对性的观察。另外，此阶段患者的心理状态描述和干预措施还可以加强；与脓毒血症循证依据关联紧密的患者的尿液颜色、性状的持续观察如体现得更多就更完美了。

（案例来源：佛山市妇幼保健院）

（张莉　韦慧玲　周燕芬　李炜　叶靖　司徒芬）

参考文献

[1] 崔妍，黄亚雪，董燕. 下肢空气压力泵对妊娠期高血压患者静脉血栓栓塞性疾病的预防效果分析 [J]. 广西医科大学学报，2021，38（3）：574－577.

[2] 广东省医学会泌尿外科学分会. 尿路结石腔内碎石患者围手术期并发尿脓毒症护理专家共识 [J]. 中华护理杂志，2022，57（8）：914－917.

[3] 黄健，张旭. 中国泌尿外科和男科疾病诊断治疗指南：2022 版 [M]. 北京：科学出版社，2022：11.

[4] 黄辉健，陈毅来，赵中成，等. 上尿路结石患者输尿管软镜碎石取石术后并发尿脓毒血症的危险因素分析 [J]. 中国实用医刊，2021，48（18）：9－12.

[5] 刘国庆. 妊娠合并常见疾病诊疗手册 [M]. 北京：中国协和医科大学出版社，2021.

[6] 梁普照，田振涛，吴钰仪. 美国 2021 版《妊娠期肾结石诊治－单中心多学科指南》解读：提高临床诊断能力，加强多学科协作管理 [J]. 中国全科医学，2023，26（5）：519－524.

[7] 龙启成，温汉春，叶永康，等. 系统免疫炎症指数及凝血指标联合 SOFA 评分在尿源性脓毒症早期病情评估中的意义 [J]. 广西医科大学学报，2022，39（8）：1244.

[8] 刘冰瑶，钱建锋，王荣江，等. 液体复苏在尿源性脓毒血症中的研究进展及护理 [J]. 全科护理，2020，18（11）：1328－1332.

[9] 刘若飞. 对进行内镜下碎石术后并发尿源性脓毒血症所致感染性休克患者实施优质护理的效果 [J]. 当代医药论丛，2020，18（22）：169－170.

[10] 连岩，王春亭，王谢桐. 妊娠和产褥期脓毒症早期识别和处理 [J]. 中华围产医学杂志，2022，25（12）：912－918.

[11] 梁晨晨，冷梅. 妊娠合并尿脓毒血症的护理对策 [J]. 兵团医学，2022，20（1）：70－71.

[12] 万艳. 针对性护理对早期先兆流产保胎患者负面情绪及睡眠质量的影响 [J]. 中国当代医药，2020，27（31）：216－219.

[13] 张焱，张莉莉，陈建红，等. 妊娠相关静脉血栓栓塞症评估与预防的最佳证据总结 [J]. 中华护理杂志，2022，57（14）：1765－1771.

[14] 肖喜荣，李笑天. 妊娠期发热对妊娠结局的影响 [J/CD]. 中华产科急救电子杂志，2018，7（2）：104－107.

[15] 周秋燕，林海利. 尿源性脓毒血症继发感染性休克的综合护理分析 [J]. 基层医学论坛，2022，26（18）：55－57.

[16] 郑予希，李奉玲，熊桃，等. 我国孕产妇静脉血栓栓塞症预防与管理的文献分析 [J]. 中国计划生育学杂志，2023，31（1）：4－9.

[17] 张婧怡，冯玲. 孕期发热与不良妊娠结局 [J]. 中国实用妇科与产科杂志，2020，36（5）：424－428.

[18] KILINC T A, KOSE S, TURKEN M. Comparison of SOFA score, SIRS, qSOFA, and qSOFA + L criteria in the diagnosis and prognosis of sepsis [J]. The Eurasian journal of medicine, 2021, 53 (1): 40－47.

[19] RADU V D, VICOVEANU P, CĂRĂULEANU A, et al. Pregnancy outcomes in patients with urosepsis and uncomplicated urinary tract infections－a retrospective study [J]. Medicina (kaunas, lithuania). 2023, 59 (12): 2129.

[20] SPOTO S, NOBILE E, CARNA E, et al. Best diagnosticaccuracy of sepsis combining SIRS criteria or qSOFAscore with procalcitonin and mid-regional pro-adreno medullin outside ICU [J]. Scientufic reports, 2020, 10 (1): 16605.

—— 案例十七 ——

1 例巨大肾上腺皮质癌合并四级腔静脉癌栓患者的全流程康复护理

一、引言

肾上腺皮质癌（adrenocortical carcinoma，ACC）是原发于肾上腺皮质细胞的罕见恶性肿瘤，发病率为每年（0.7～2.0）/100 万，发病年龄分布呈双峰表现，常见于 1 岁以下及 40～60 岁人群，且女性更多见（占 55%～60%）。该病临床症状极不典型，绝大多数患者因非特异性的腹部症状就诊，仅少数（14.3%）患者因肾上腺激素相关症状就诊。

手术完全切除是目前唯一可能治愈肾上腺皮质癌的方法，尤其适用于肿瘤尚未出现广泛转移者。肾上腺皮质癌的手术方式包括开放性肾上腺切除术和腹腔镜肾上腺切除术，其中开放性肾上腺切除术是治疗肾上腺皮质癌的标准手术方式，术中肿瘤暴露充分，便于完全切除。

本案例患者为肾上腺皮质癌合并四级腔静脉癌栓患者，根治性手术技术难度大，对外科手术技巧和围手术期护理要求高，治疗过程涉及多学科，在液体管理、营养管理、疼痛管理等方面给护理带来非常大的难度，单纯由泌尿外科诊疗和护理难以取得最佳的治疗效果。

二、术前案例资料

（一）病史资料

本案例病史资料如表 2-17-1 所示。

表 2-17-1　病史资料

项目	内容
诊断	①右肾上腺恶性肿瘤（巨大皮质癌）；②腔静脉癌栓（并右心房癌栓）
入院日期	2022 年 10 月 5 日
一般情况	姓名：谭某　　性别：女　　年龄：42 岁 职业：自由职业　　学历：大专　　宗教信仰：无 身高：156 cm　　体重：53 kg　　BMI：21.8 kg/m²

续表 2-17-1

项目	内容
现病史	18 天前无明显诱因出现血压升高伴头晕、四肢无力、下肢水肿，自测血压 200/120 mmHg。 外院腹部 CT 示：右侧肾上腺区占位性病变，考虑嗜铬细胞瘤可能；左肺下叶实性结节，转移瘤待排。当地心脏彩超提示：下腔静脉及心房内低回声团，考虑癌栓
既往史	外院诊断：①肺恶性肿瘤（转移性）；②高血压 3 级（极高危）；③糖尿病
个人史	无抽烟、饮酒，无药物依赖，无过敏史
专科评估	左肾区叩击痛（＋），左侧肋脊点、肋腰点压痛（＋）；右侧腹部自右髂前上棘至右肝下缘可触及一大小约 10 厘米的包块，边清晰，质稍韧
入院体查	血压：200/120 mmHg　　平均血糖：6.4 mmol/L　　腹围：80 cm Morse 跌倒风险评估量表评分为 50 分，Caprini 评分为 7 分，NRS 2002 评分为 4 分，衰弱评估：改良衰弱指数（modified frailty index，mFI）提示衰弱

（二）检查结果

1. 院前影像学检查结果

2022 年 9 月 20 日心脏彩超：下腔静脉及右心房内低回声团，考虑癌栓。

2022 年 9 月 20 日胸部 CT：肺恶性肿瘤。

2022 年 9 月 22 日腹部 CT 示：右侧肾上腺区占位性病变。

2. 住院后影像学检查结果

头颅 MRI：未见明显异常。

2022 年 10 月 8 日中腹部 MRI 平扫＋增强：右肾上腺区肿块（合并出血），大小约 140 mm×105 mm×135 mm，考虑为恶性肿瘤（不排除肾上腺嗜铬细胞瘤、皮质癌），并下腔静脉癌栓形成；肝实质异常灌注灶；肝右下缘受累。

2022 年 10 月 9 日腹部大血管彩超：下腔静脉肝后段、肝右静脉汇合部及近右心房入口处内异常实质性回声，考虑癌栓（近完全阻塞）。

2022 年 10 月 9 日心脏彩超：右心房低回声团，超声造影考虑转移瘤可能性大。

2022 年 10 月 9 日冠状动脉螺旋 CT 平扫＋增强：右心房及下腔静脉癌栓形成，冠状动脉 CTA 扫描未见明确异常，左肺下叶实性结节，转移瘤待排。

2022 年 10 月 10 日核素 PET/CT：右侧肾上腺区巨大肿块，代谢活跃，考虑恶性肿瘤（肾上腺皮质癌？）；下腔静脉、右心房内多发癌栓形成；左肺下叶背段转移瘤；肝 S2（左外叶上段）代谢活跃灶，建议随诊；乙状结肠、直肠代谢活跃，建议行肠镜检查。

3. 主要阳性实验室检查结果及饮食情况

患者住院过程中主要的阳性实验室检查结果及饮食情况如图 2-17-1 至图 2-17-9 及表 2-17-2 所示。

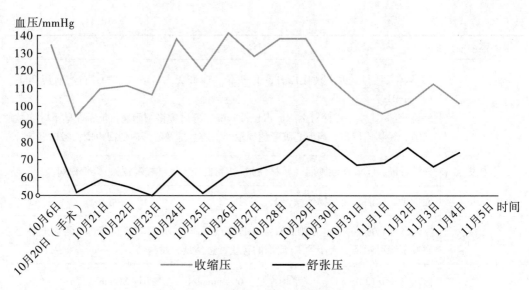

图 2 - 17 - 1　患者住院期间血压水平变化趋势

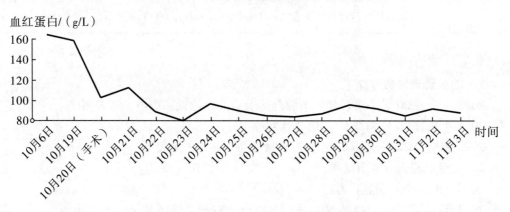

图 2 - 17 - 2　患者住院期间血红蛋白水平变化趋势

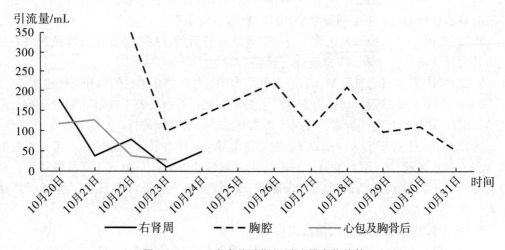

图 2 - 17 - 3　患者住院期间引流量变化趋势

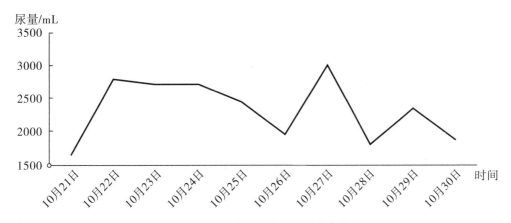

图 2 - 17 - 4　患者住院期间尿量变化趋势

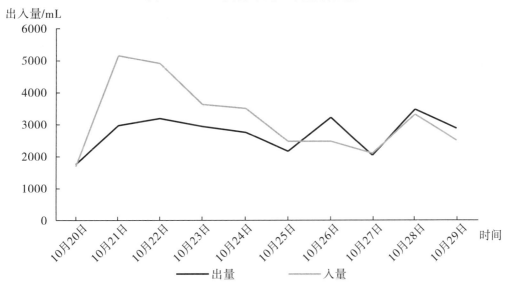

图 2 - 17 - 5　患者住院期间 24 小时出入量变化趋势

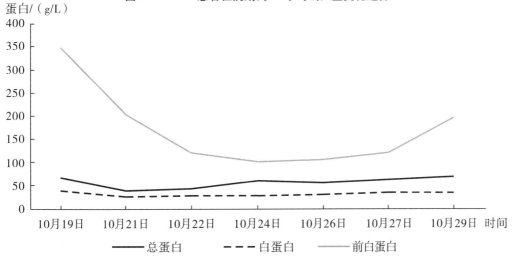

图 2 - 17 - 6　患者住院期间血清总蛋白、白蛋白、前白蛋白水平变化趋势

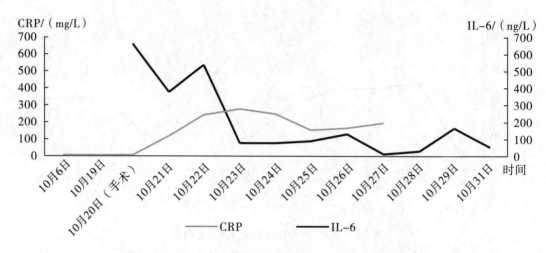

图 2 - 17 - 7　患者住院期间超敏 CRP 及 IL - 6 水平变化趋势

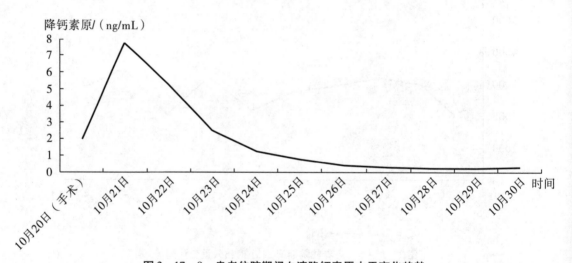

图 2 - 17 - 8　患者住院期间血清降钙素原水平变化趋势

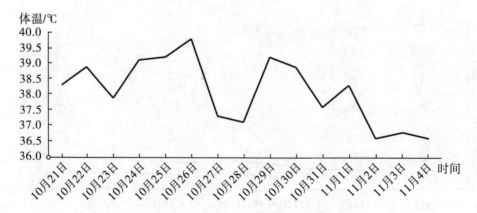

图 2 - 17 - 9　患者住院期间体温变化趋势

表 2 - 17 - 2　患者住院期间饮食情况汇总

日期	食欲评分/分	实际饮食/kcal
10 月 16 日	5	1450
10 月 17 日	6	1500
10 月 18 日	7	1700
10 月 19 日	6	1750
10 月 20 日	6	1700

（三）术前预康复治疗过程

（1）血压管理：予口服药物沙库巴曲缬沙坦钠片 100 mg，每天 2 次；甲磺酸多沙唑嗪缓释片 4 mg，每天 3 次；螺内酯 40 mg，每天 3 次；酒石酸美托洛尔片 47.5 mg，每天 1 次。血压监测每天 3 次。

（2）血糖管理：予热量 1500 kcal 的糖尿病餐，胰岛素化，监测血糖，每天 4 次。

（3）血钾管理：每 3 天复查 1 次血生化，根据血钾情况予以口服氯化钾缓释片及氯化钾溶液治疗。

（4）营养护理：每周 1 次监测体重，每天 1 次询问食欲、二便情况。由营养科制订营养食谱。

（5）指导动作轻柔的活动，保持情绪稳定，避免咳嗽、便秘等腹内压增高的活动及行为，预防癌栓脱落，予气压治疗仪行机械预防以及予低分子量肝素制剂预防 VTE。

（6）避免按压肿瘤以防造成肿瘤破裂出血及肾上腺激素紊乱。

（7）提高患者依从性，配合监督患者做好营养及一系列康复锻炼。

三、术前多学科护理会诊

针对患者存在多学科领域的危重问题，病区专科护士迅速对患者进行了系统评估，护士长立即申请紧急组织护理 MDT。同时列出患者现存最突出的矛盾点和护理问题：①有营养不良的风险；②有静脉血栓的风险；③有栓子脱落的风险。

2022 年 10 月 13 日，组织多学科会诊（心胸外科、ICU、心内科、泌尿外科、手术室、血管外科、麻醉科、药学科、肝胆外科），会诊意见如下：

1. 药师团队

（1）血压管理：个体化定制四联合降压方案，每天测量血压 4 次，使术前血压稳定控制在 (100 ~ 140)/(60 ~ 90) mmHg。

（2）血糖管理：予热量 1500 kcal（早餐占 1/5、中餐占 2/5、晚餐占 2/5）的糖尿病餐，使用胰岛素动态调控血糖，使术前空腹血糖控制在 5 ~ 6 mmol/L，餐后血糖控制在 8 mmol/L 左右。

（3）血钾管理：每 3 天复查 1 次血生化，根据血钾情况予以口服氯化钾缓释片及氯化钾溶液治疗，使术前血钾维持在 3.90 ~ 4.35 mmol/L。

（4）肾上腺皮质瘤患者术前血压药物调控与监测要点（表 2 - 17 - 3）。

表 2-17-3　术前药物治疗方案

降压药物	沙库巴曲缬沙坦钠片	甲磺酸多沙唑嗪缓释片	螺内酯	酒石酸美托洛尔片
用量	100.0 mg，每天 2 次	4.0 mg，每天 3 次	40.0 mg，每天 3 次	47.5 mg，每天 1 次
适应证	用于射血分数降低的成人患者	用于肾功能不全的患者及老年患者	为低效利尿剂，主要用于醛固酮升高有关的水肿、高血压、原发性醛固酮增多症	预防儿茶酚胺的心脏毒性作用，保护心血管系统
注意事项	①甲磺酸多沙唑嗪缓释片应该由小剂量开始服用，根据患者血压情况再逐步加大剂量或者增加服药频率。 ②各类药物停药时间： β 受体阻滞剂（如××洛尔）服用到手术当天早上，不需要停药。 血管紧张素受体 2 拮抗剂（如××沙坦）可能导致术中低血压，建议手术当天停药，服用到手术前一天。 利尿剂（如螺内酯）可能导致电解质紊乱，如高钾、低钾等，建议手术当天停药。			

2. 心胸外科

（1）体外循环会造成凝血机制紊乱，纤维蛋白原及血小板的减少造成术后大量渗血，术后应遵医嘱严格注意控制血压在（100～140）/（60～90）mmHg，心率控制在60～100 次/分。

（2）术后血流动力学管理：心脏手术患者在进入重症监护病房的前 6～8 小时病情多变。通常进行对症治疗，而非主动预防性治疗。需要通过足够的容量治疗以及使用正性肌力药和血管加压药等血流动力学管理措施，使之与病理生理学特点相适应。常见的目标血流动力学变量包括血压、前负荷指数（心脏充盈压力）以及心脏功能和输出量的评估。血流动力学管理的总体目标是保持足够的器官灌注和氧气输送。

（3）注意保持各种引流管的固定、通畅。心包引流管要加强挤管，采取离心方向，每天防止堵管，要注意心包积液的引流量和引流速度，每天心包引流量最好不要超过600 mL，同时引流不宜过快。在引流液体速度偏快的情况下，可以适当关闭引流通道。引流管道要以肝素帽封管，以免导致引流道堵塞，避免心脏压塞的发生。

（4）术后建议每天行床旁心脏 B 超，对患者的心功能进行评估。

（5）术后早期液体管理：采用目标导向液体治疗（goal-directed fluid therapy，GDT），《中国体外循环专业技术标准（2021 版）》关于体外循环术后液体管理中提到术后前三天应限制补液，维持负平衡 500 ～ 800 mL/d，量出为入。同时心脏术后第 1 天补液应控制在 1 mL/(kg·h)，即 1272 mL，第 2 天开始可适量增加。保持尿量大于 1 mL/(kg·h)。

3. **外科 ICU**

（1）术后转入 ICU 进行监护治疗。术后严密监测患者生命体征，维持有效循环稳定，维护重要脏器的功能和有效灌注。

（2）术后严密监测水电解质水平并维持在稳定的状态。肺部也有可能受微栓以及炎症反应引起的肺间质水肿、出血等的影响，术后应该做好患者的呼吸道管理、出入量以及感染的控制，有效预防呼吸机相关性肺炎的发生。

4. **心内科**

（1）术前监测评估患者基础血压及波动范围，监测皮质醇、肾素、血管紧张素等激素的变化情况。术后注意患者出入量，联合医生设定患者适合的血压目标值，避免术后血压大范围波动。使用血管活性药物时，注意输注速度、不良反应，防止药物反跳现象。

（2）术后注意患者出血情况，密切关注患者血流灌注情况，维持血流灌注稳定。

（3）注意患者心理状态，避免紧张、焦虑等情绪波动。

5. **手术室**

（1）手术室将选择可以进行体外循环的百级手术间。

（2）与泌尿外科、肝脏外科、心外科、血管外科手术医生沟通手术体位及手术所需要的特殊用物。

（3）安排洗手护士、巡回护士 2 组人员（其中包括 1 组体循环人员），全力配合手术。

（4）心脏术区与腹部术区彻底分离，人员与器械不交叉，杜绝医源性感染。

（5）与输血科联系，备充足血量，备血量至少为患者血容量的 1/2。

（6）做好术中肿瘤剥离出血的应急预案及肺栓子脱落的应急预案。

6. **肝胆外科**

肝脏翻转取栓 + 肝血流阻断术后不需要予抗排斥、激素治疗，术后重点关注出血、吻合口狭窄、胆漏、肝功能异常、感染等。护理重点如下：

（1）有效引流，保证引流通畅。

（2）密切观察引流液的颜色、量，及时发现出血及胆漏征象。

（3）动态观察电解质、人血清白蛋白、转氨酶及凝血功能变化。

（4）观察皮肤有无黄染，有无双下肢肿胀、肝功能衰竭。

（5）肺部感染及膈下感染的预防。

四、手术及 ICU 治疗期间案例资料

（一）手术治疗过程

2023 年 10 月 20 日在全麻下行胸腹联合开放性右侧肾上腺巨大皮质癌切除 + 腔静脉癌栓取出 + 体外循环下右房癌栓取出 + 腹腔粘连松解术，术程长达 7.5 小时，其中肝血

流及下腔静脉阻断时间仅 19 分钟；出入量正平衡 4960 mL。其中入量：红细胞 2900 mL，血浆 1100 mL，冷沉淀 10 U，白蛋白 350 mL，晶体 6300 mL，胶体 1500 mL。出量：出血量 2500 mL，术中尿量 1800 mL，体外膜氧合（extracorporeal membrane oxygenation，ECMO）超滤量 1400 mL，其他 1500 mL。术后转 ICU 监护。

术中通过经食道超声心动图（transesophageal echocardiography，TEE）、斯旺 – 甘兹导管（Swan-Ganz catheter）、Vigileo、多普勒无创血流动力学监测仪等方法获得更准确的血容量间接监测指标：心排血量（cardiac output，CO）、每搏输出量（stroke volume，SV）、每搏量变异率（stroke volume variation rate，SVV）、脉压变异率（pulse pressure variation rate，PPV）、中心静脉压（CVP）、肺动脉楔压（pulmonary artery wedge pressure，PAWP）、混合静脉血氧饱和度（oxygen saturation in mixed venous blood，SvO_2）和中心静脉血氧饱和度（central venous blood oxygen saturation，$ScvO_2$）等指标达到目标导向液体治疗，三模式镇痛鞘内吗啡及硬膜外镇痛提供完善的镇痛模式。

（二）ICU 治疗过程

患者术后呼吸、循环不稳定，转 ICU，予血管活性药物维持循环，机械辅助通气，纠正凝血功能，调节酸碱平衡及内环境稳定，补充血制品等。

（1）10 月 20 日，转入 ICU 时血压 96/52 mmHg，心率 153 次/分，呼吸机辅助通气下血氧饱和度 96%，实验室结果：血红蛋白 103 g/L（术前 159 g/L）。

（2）10 月 21 日发热，体温最高 38.5℃。血小板压积（plateletcrit，PCT）：7.763 ng/mL。CRP：118.1 mg/mL。白介素 –6：656.6 pg/mL。

（3）10 月 22 日、24 日，在生命体征平稳状态下两次尝试脱离呼吸机均失败。因为血氧饱和度下降。考虑出入正平衡导致肺水肿。

（4）10 月 24 日，拔除心包及胸骨后引流管、胸腔引流管。

（5）10 月 24 日，床旁胸片显示：双肺炎症（较前进展），双侧少量胸腔积液（较前进展）。

（6）10 月 26 日，拔除气管插管、右肾周引流管。予万古霉素及亚胺培南抗感染治疗，护胃、补液、化痰、营养支持。

（7）10 月 26 日，体温最高 40 ℃，再次留置胸腔引流管。

（8）10 月 26 日，复查胸片示炎症及胸腔积液得到控制，患者体温也恢复正常，顺利脱离呼吸机。10 月 27 日转回普通病房。

五、ICU 治疗拟解决疑难护理问题

（一）组织查房

2022 年 10 月 21 日早晨 8 时，列出患者现存最突出的矛盾点和护理问题：

（1）术后缺血再灌注损伤，多器官功能观察重点是什么？如何促进早期康复？

（2）重大腹部手术术后胃肠功能如何加速康复？

（3）手术难度极大，开放性胸腹联合手术巨大切口如何护理？

（4）体外循环后全身肝素化 + 癌栓取出后血管内膜损伤的血栓高危时期如何预防 VTE？

（5）心脏手术术后如何护理管道和观察出血、心肺功能？

（6）巨大开放性手术伴全身肝素化凝血异常状态如何观察及预防出血？

（7）如何保持呼吸循环、内环境的稳定？

（二）受邀护理专科

泌尿外科专科、重症专科、血管外科专科、心胸外科专科、营养专科、疼痛专科、快速康复专科。

（三）护理查房目的和需专科解决的问题

（1）心胸外科重症专科：如何精准评估该患者的心肺功能？制订液体管理方案。

（2）疼痛专科：腹部大切口后疼痛的有效管理。

（3）血管外科专科：患者 Caprini 评分为 8 分（极高危），存在 VTE 形成高风险，制订预防 VTE 措施和活动方案。

（4）营养专科：患者 NRS 2002 评分为 5 分，患者处于营养不良状态，制订营养支持方案。

六、ICU 治疗期间多学科护理会诊

（一）泌尿外科专科

（1）观察皮质醇变化：与术后皮质癌患者肿瘤切除后皮质醇骤降、肾上腺脑中枢调节滞后有关，根据实验室结果及时补充皮质激素。

（2）氢化可的松治疗方案：早晨 8:00 开始，每次 100 ～ 200 mg，以 5% 葡萄糖注射液或灭菌生理盐水稀释至每毫升不超过 2 mg，缓慢静脉滴注，在 8 小时内滴注完毕。

（3）观察皮质激素下降的表现：血压降低，心率快，发热，胃肠道反应等。

（4）及时监测肾脏功能，评估血钾、肌酐值结果，注意记录每小时尿量。

（二）重症专科

（1）容量管理，呼吸机管理，重要脏器的维护，尽早脱机观察血流动力学变化。

（2）注意保持患者呼吸道的通畅，指导患者有效咳嗽，有效管理管道及湿化液。

（3）密切观察病情变化。落实床旁巡视，关注血氧饱和度、血气指标、中心静脉压、主诉及生命体征，尤其是呼吸及心率情况；动态调节氧疗参数，氧流量每次下调 5 L/min，逐渐过渡至 20 L/min 后，改为双腔鼻导管吸氧；湿化瓶温度保持在 34 ～ 37 ℃；妥善安置各类仪器、物品，保持仪器持续、有效地运转，并时刻关注仪器障碍报警系统的提示，包括气道阻塞、漏气、湿化瓶液水量、氧气浓度等异常情况，及时排除障碍，有助于提高治疗效果并避免不良后果。

（4）使用鼻导管可能会导致患者面部多处发生压疮，佩戴时松紧适中，使用水胶体敷料保护面部皮肤。

（5）注意管道与仪器、患者连接的紧密性，避免发生脱管、扭曲、受压、移位、鼻塞脱落等现象。护理过程中密切观察湿化液量的变化，并及时添加，避免干烧而降低治疗效果，也可避免引起鼻部干燥不适。

（6）建立呼吸机集束化干预策略（ventilator care bundles，VCB）（表2-17-4）预防呼吸机相关性肺炎。

表2-17-4　外科ICU呼吸机集束化干预策略（VCB）

护理质控基本情况	①基础病情： 姓名_____性别_____年龄_____床号_____登记号_____ 入科天数_____APACHE Ⅱ分值_____入科诊断_____ ②基本数据： 气管插管□　　　　　气管切开□ 使用呼吸机□　　　　使用高流量治疗仪□ 留置深静脉导管□　　留置PICC导管□ 留置PICCO导管□　　留置动脉导管□ 留置尿管□　　　　　留置胃管□ 留置鼻肠管□　　　　留置引流管□ 留置心脏起搏器□ ③工作量： CRRT治疗□　　　　EMCO治疗□ 使用漂浮导管□　　　PICCO监测□ 外出检查□　　　　　早期康复指导及运动□ 俯卧位通气□
集束化干预策略 预防导管相关性血流感染	①无血管通路。 ②留置导管类型：CVO PICC 动脉导管。 ③导管留置和维护严格无菌操作，最大无菌屏障。 ④敷料选择合理，无卷边或松脱，无张力。 ⑤穿刺口敷料干燥、清洁，无渗血渗液，无红肿，无过期。 ⑥定期更换三通、传感器。 ⑦接头消毒时间大于15秒。 ⑧三通连接紧密，无回血、渗液、残余血渍。 ⑨导管固定良好，无牵拉，每班观察并记录刻度
预防呼吸机相关性肺炎	①无禁忌证下床头抬高30°～45°。 ②严格执行手卫生。 ③有镇静评分及每天唤醒，每天评估拔管指征。 ④使用可吸痰气管插管，实行声门下吸引。 ⑤气囊压力维持在25～30 cmH₂O。 ⑥呼吸管路无污迹、冷凝水，及时更换污染及过期管路。 ⑦提供最佳气道湿化方案，按需吸痰。 ⑧氯己定漱口液口腔护理，口腔清洁度满意，无异味。 ⑨有预防DVT措施

续表 2 - 17 - 4

| 集束化
干预策略 | 预防尿管
相关性
泌尿系感染 | ①尿管大小选择合适，引流通畅且完全密闭。
②固定良好，无牵拉或扭曲。
③定期更换尿管、精密尿袋。
④精密尿袋不接触地面，袋内尿液不过满。
⑤尿袋入口低于膀胱水平。
⑥会阴清洁度理想。
⑦每天评估尿管留置必要性，尽早拔除 |
| | 预防非计划性
拔管指征 | ①及时评估患者意识、心理状态、配合程度（所有患者）。
②评估患者心理状态、舒适度（清醒患者）。
③与患者进行有效沟通及健康教育（清醒患者）。
④管道摆放合适，每班观察并记录刻度。
⑤管道固定良好。
⑥躁动患者进行保护性约束。
⑦镇静、镇痛合理 |

（三）心胸外科专科

（1）保持呼吸道通畅。

（2）密切观察引流液颜色、性状及引流量，尤其是心包引流管、胸腔引流管、肾周引流管等出血高危管道，保障引流通畅，避免堵管。

（3）严格制订输液计划，控制输液速度，减少钠盐的摄入，合理安排输液顺序，准确记录出入量。

（4）评估患者及家属对健康教育的需求及接受能力，健康教育内容包括疾病知识指导、用药指导、饮食指导、休息与活动指导，以提高患者对疾病的认识，从而提升治疗的依从性。

（5）警惕使用利尿药物之后水电解质紊乱而加重心功能不全。

（四）营养专科

（1）术后 48 小时内开始给予肠内营养支持，可考虑 5 ～ 7 天内选择 83.68 ～ 104.60 kJ/h（20 ～ 25 kcal/h）的滋养型肠内营养剂；为防止肠管通透性改变及感染的发生，提供的肠内能量需大于 50% ～ 65% 目标能量。

（2）5 ～ 7 天后能量及蛋白质的摄入均达到最低需要量（adequacy），即目标量的 80%，在无法达到时则可使用补充性肠外营养（supplementary parenteral nutrition, SPN）。治疗期间应监测患者的出入量，记录能量的累计消耗量。在病情平稳后可参考 25 ~ 30 kcal/(kg·d) 估算患者的总能量需求。在营养支持治疗中增加蛋白质供给量，有益于改善患者的营养状态。蛋白质供给量应根据临床实际情况进行判断，一般应达到 1.2 ~ 1.5 g/(kg·d)。有回顾性研究显示，对于外科大手术和创伤患者，肠内营养中加入 2 g/(kg·d) 的蛋白质是安全的。

（3）予肠内营养联合肠外营养，目标需要量 2040 kcal/d，蛋白质和氨基酸 54 g/天，起始 3 天可半量给予；使用肠内营养制剂，使用量至 100 毫升/次，6 次/天，无消化道症状每 3 天增加 30 毫升/次，逐渐增加至 200 毫升/次；若能全力使用量不足 1200 毫升/天，则根据临床情况给予肠外营养补充，热氮比 150：1，脂肪功能比 30%，葡萄糖供能比 70%，根据临床情况补充微量元素及电解质、维生素。

（4）定期监测消化道反应、体重、身高、血常规及血脂、血糖、血生化。

（5）营养评估每周 1 次，留置鼻空肠管期间，每 6 小时用温开水 20 mL 冲管。

（五）血管外科专科

（1）Caprini 评分为 13 分（极高危），建议和主管医生沟通，请血管外科医师会诊，必要时行血管彩超检查，了解患者血流情况。

（2）可以进行床上踝泵运动，活动强度以患者耐受为宜；同时配合采用物理预防措施，包括使用梯度加压弹力袜，以及进行间歇性下肢、足底充气加压装置治疗。

（3）建议患者采取半坐卧位，下肢抬高角度以不增加回血量，不加重心脏负荷为宜。

七、泌尿外科治疗期间案例资料

从 ICU 转回泌尿外科后治疗过程

2022 年 10 月 27 日转回普通病房，当前诊断：①肾上腺皮质癌合并四级腔静脉癌栓；②左肺下叶转移瘤；③轻度肺炎。

患者带有中心静脉导管、尿管、胸腔引流管，引出液均为淡黄色，患者自控镇痛（patient controlled analgesia，PCA）持续 2.0 mL/h 静脉泵入，可摄入少量流质饮食。转入时，患者意识清醒，精神疲倦，活动耐力弱，给予半卧位（被动体位），每 8 小时测量 1 次中心静脉压，范围内波动在 7～9 cmH_2O。Caprini 评分为 13 分（极高危），NRS 2002 评分为 5 分，NRS 评分为 8 分。转回病房当晚患者稍烦躁，睡眠质量欠佳。（疼痛评估与护理指引如表 2 - 17 - 5 所示）。

采取措施如下：

（1）保证营养及电解质平衡的同时限制补液量。

（2）补充白蛋白及血浆。

（3）升级为亚胺培南 + 万古霉素积极抗感染。

（4）给予多巴胺升压、呋塞米利尿脱水。

（5）重新留置胸腔引流管减轻肺不张。

表 2 - 17 - 5　疼痛评估与护理指引

评估对象	新入院、手术、癌症患者、主诉疼痛或可疑疼痛患者，以及正在接受镇痛治疗患者等
评估时机	①新入院或转入时。 ②患者主诉或发生疼痛时随时评估。 ③如患者 NRS 评分超过 3 分，或者接受疼痛治疗（包括口服、注射、镇痛泵等），至少每 4 小时评估 1 次。 ④患者手术当天每 4 小时评估 1 次；术后第 1～3 天，每天至少评估 2 次；术后第 4～8 天，每天至少评估 1 次。 ⑤使用镇痛药前、用药后 30～60 分钟均须评估疼痛

续表 2 - 17 - 5

评估内容	①疼痛加重（provocative）或缓解（palliative）因素：询问疼痛的加重或缓解因素。 ②疼痛性质（quality）：疼痛性质分为刺痛、隐痛、绞痛、钝痛、胀痛、烧灼痛、搏动性痛、刀割样痛、撕裂样痛等。 ③疼痛部位（region）：由患者说出或指出疼痛部位，如疼痛地图。 ④疼痛严重度（severity）：使用疼痛评估工具，由患者说出或指出疼痛强度。 ⑤疼痛时间（time）：如疼痛发生时间、频率及持续时间
提问提纲	您好！请问您痛不痛？哪里痛？（患者自己指出部位）有多痛？（使用疼痛评估工具）什么样的痛？痛了多久？什么时候开始痛？每次痛多长时间？什么情况下疼痛加重？什么情况下疼痛减轻？
常用疼痛评估工具	①NRS：一种常用的疼痛评估工具，使用一个标示数字 0 ～ 10 的点状标尺，0 代表不痛，10 代表疼痛难忍，患者可从中选一个数字描述疼痛。 ②词语描述量表（verbal descriptor scale, VDS）：用"无痛、轻度痛、中度痛、重度痛、极度痛、最痛"等词语来代表不同强度的疼痛。 ③改良面部表情疼痛量表（FPS-R）
相关护理措施	①及时有效评估疼痛。 ②三模式镇痛鞘内吗啡及硬膜外镇痛提供完善的术后镇痛。（围手术疼痛的阶梯化镇痛如图 2 - 17 - 10 所示。） ③下床前使用小剂量的酮咯酸氨丁三醇片进行镇痛，加大 PCA 剂量。 ④夜间使用酒石酸唑吡坦片助眠，保证夜间良好的睡眠。 ⑤物理治疗和中医治疗在疼痛管理中的应用：红外线治疗、艾灸治疗，采用移动输液架，裁剪适配腹带以减少伤口张力等

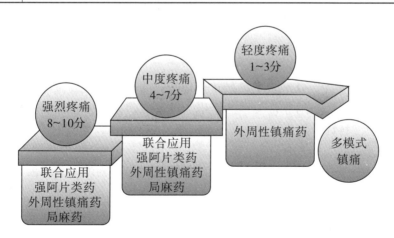

图 2 - 17 - 10　围手术疼痛的阶梯化镇痛

2022 年 10 月 30 日，拔除尿管及颈静脉置管，患者扶行至厕所自行小便。

2022 年 11 月 1 日，拔除胸腔引流管。

2023 年 1 月 5 日，步行出院。

2023 年 2 月 16 日，返院，于心胸外科行胸腔镜下左肺下叶转移瘤切除，恢复良好，于 22 日出院。

患者术后转归早期活动方案如表 2 - 17 - 6 所示。

表 2 - 17 - 6　患者术后转归早期活动方案

活动类型	活动描述	每日建议次数
翻身	轻轻翻身，改变身体姿势，减少压疮风险	每 2～3 小时 1 次，每天 8～12 次
深呼吸练习	进行深呼吸，帮助肺部扩张	每小时 1 次，每天 5～10 次
咳嗽练习	轻轻咳嗽，帮助清理呼吸道分泌物	每小时 1 次，每天 5～10 次
腿部活动	脚踝抬起和放下，促进下肢血液循环	每 2 小时 1 次，每天 5～10 次
手臂活动	移动手臂和肩膀，保持关节灵活	每 2 小时 1 次，每天 5～10 次
起床坐立	在床边坐立一段时间，为行走做准备	每天 3～4 次
短距离行走*	在房间或走廊内短距离行走	每天 2～3 次

*：术后当天过晚返回病房有睡意者以睡眠休息为主，不刻意安排饮食和下床活动。

术后第 1 天指导患者下床活动：步行 20 分钟，2 次，距离大于 100 米。

术后第 2 天指导患者起床活动：步行 30 分钟，3 次，距离大于 300 米。

术后第 3 天指导患者下床活动：步行 40 分钟，4 次，距离大于 500 米。

八、护理结局

2023 年 1 月 5 日，步行出院，受疫情影响未返院，于当地复查，恢复良好。

2023 年 2 月 16 日，返院，于心胸外科行胸腔镜下左肺下叶转移瘤切除，恢复良好，于 2 月 22 日出院。

2023 年 4 月初，电话随访，患者恢复良好，可陪家人逛街买菜，将择期返院继续行化疗。

九、体会与反思

（1）对于急危重症、合并多学科严重护理问题的患者，以最快速度启动多学科护理会诊，对患者的预后起到非常关键的作用。迅速准确评估患者突出、严重的护理问题，并组织相应专科针对需要其解决的护理问题，给予精准可落实的护理方案。综合各专科的会诊意见，形成具体的措施、护嘱。

（2）在措施应用的过程中，如果患者的病情仍然向不利的趋势发展，应再次邀请专科护理会诊进行方案措施的调整。

（3）肾上腺皮质癌合并四级癌栓罕见、手术难度极大，多学科的协作诊疗与护理至关重要，能为患者提供最优化的照护方案。

（4）根据患者情况，制订个性化护理计划，进行预见性护理，提高护理效果及患者满意度，加快患者康复。

（5）良好而完善的组织实施是保证大手术成功的重要前提，术前对患者的教育，术中优化麻醉，防止手术应激，术后对症护理对患者早期康复有重要意义。

十、专家点评

蒋凤莲，广东省人民医院，副主任护师

（1）医护团队 MDT 管理意识强，能对专科罕见疑难疾病肾上腺皮质癌合并四级癌栓患者迅速有效地启动涵盖所有必要专科领域的多学科护理会诊。护理 MDT 方案的制订前移至术前。MDT 团队为患者围术期提供了全程、动态、可行及个性化的精心整体专业护理。

（2）每阶段结合患者病情动态组织 MDT，每次护理会诊目的和需专科解决的问题明确，时间安排合理。各专科遵循最佳证据和实践经验的循证原则，能充分考虑患者的具体情况和全面需求（医疗需求、护理需求、心理需求、社会需求等）。综合各专科的会诊意见，形成具体的护理计划，有效落实各项措施。护理效果达到预期目标。

（3）本案例为泌尿外科专科护理 MDT 的成功案例，值得护理同行借鉴学习。

（案例来源：中山大学附属第三医院）

（陈桂丽　杨帅）

参考文献

[1] 曹晖，陈亚进，顾小萍，等. 中国加速康复外科临床实践指南（2021）[J]. 中国实用外科杂志，2021，41（9）：961 - 992.

[2] 国际首部肿瘤营养指南专著《中国肿瘤营养治疗指南》出版 [J]. 中国肿瘤临床，2015，42（12）：599.

[3] 孙居仙，石洁，程树群.《肝细胞癌合并肝静脉或下腔静脉癌栓多学科诊治中国专家共识（2019版）》解读 [J]. 中国实用外科杂志，2021，41（7）：765 - 767.

[3] 中国生物医学工程学会体外循环分会，中华医学会胸心血管外科学分会，中国医师学会心血管外科医师分会. 中国体外循环专业技术标准（2021 版）[J]. 中国体外循环杂志，2021，19（2）：67 - 72.

[4] 门婷婷，杜修燕，王玲，等. 多学科护理会诊模式在提升护士综合能力中的应用 [J]. 齐鲁护理杂志，2021，27（7）：73 - 75.

[5] 马玉芬，徐园，王晓杰，等. 普通外科患者静脉血栓栓塞症风险评估与预防护理专家共识 [J]. 中华护理杂志，2022，57（4）：444 - 449.